身近な素材で
薬膳クッキング

“薬膳料理”というと、専門家にしか作れないものと思っていらっしゃいませんか？

中国には昔から“医食同源”という考え方があります。病気になってから治療するのではなく、毎日の食事で健康を維持したり、病気を予防し、また病後の体力を回復しようとすることです。

特別な材料を使った中華料理に限らず、私たちの近所のお店で売っているような野菜や魚、肉を使った家庭料理でも“医食同源”はできます。

例えばごまには髪をつやつやにする効果が、はと麦には美肌効果があります。健康と美容は切っても切れない関係にあり、内臓のきれいな人はお肌も美しいのです。

では、どうやったら体に良いものを選んで、料理できるのか？　カンタンです。“旬のものを食べる”ことです。一年中さまざまな食材が手に入る時代ですが、おいしくて栄養たっぷりの食べ物の旬を逃すことはありません。

本書では、特に女性の健康と美容に良いと思われるものを選び、その季節のおすすめメニューを四季に分けてまとめました。

身近な食材を摂り入れて、元気な毎日を送りましょう。

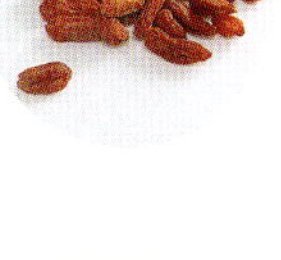 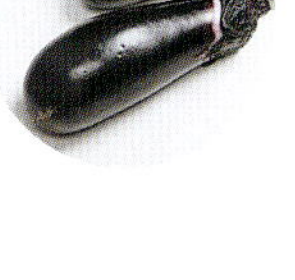 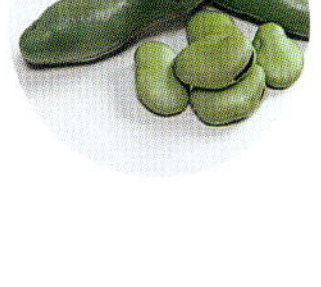  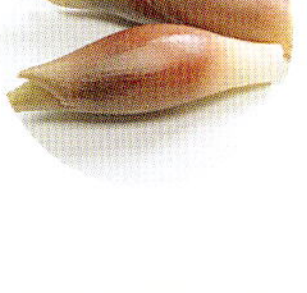

もくじ

コラム

春の薬膳

夏の薬膳

秋の薬膳

冬の薬膳

茶

おいしく食べて 心も体も健やかに
さぁ はじめてみましょう

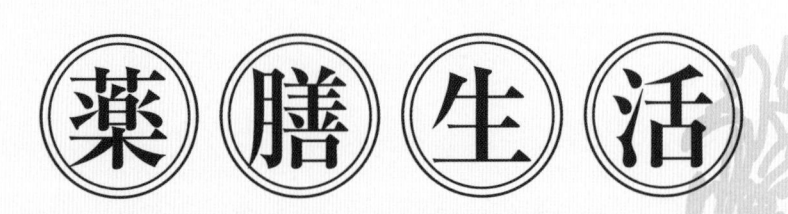

薬膳生活

春の訪れを感じさせてくれる山菜、
暑い夏のみずみずしいトマトやきゅうり。
さんまやきのこの香りは秋の食欲をそそり、
冬のはくさいや牡蠣は鍋物にかかせません。

自然がもたらしてくれる旬の食べ物は、
おいしいだけでなく栄養価もぐんと高まります。
また、その季節に特有の体の不調を改善する効果も発揮します。

毎日の食事に旬を摂り入れておいしく食べることで、
知らず知らずに病気を防いで健康を保つ——

この「医食同源」の考え方が「薬膳」なのです。

薬膳を生んだ自然観——

陰陽五行

中国では古代より独自の自然観を発展させてきました。自然界は「陰」と「陽」の2つがバランスを保って成り立っているという思想で“陰陽説”といいます。写真にもネガとポジがあるように、1つのものには同時に2つの側面があります。内と外、夜と昼、冬と夏、寒と熱、静と動など、どちらか一方が欠けても成り立たちません。

人間も自然界の一部ですから、私たちの体や心のトラブルも陰陽のバランスがくずれることによって引き起こされると考えられます。

また“五行説”とは、あらゆる現象を「木・火・土・金・水」の5つの要素の関係性と呼応させた思想です。木は燃えて火を生み、火は灰となって土に還る。土の中に金が生まれ、金は冷えて水を生じる。というように、5つが連鎖して互いに補ったり反発しあいながら循環をくり返すのです。

たとえば、「木」に対応する季節の「春」には強い「風」が吹くことが多く、体の「肝」が高ぶって気が上昇し「胆のう」や「目」のトラブルにもつながります。このように、人間の体も五行と密接にリンクしているといえます。

五行の配当

五行	五季	五悪	五臓	五腑	五官	五味	五性
木	春	風	肝	胆	目	酸	涼
火	夏	熱	心	小腸	舌	苦	寒
土	長夏	湿	脾	胃	口	甘	平
金	秋	躁	肺	大腸	鼻	辛	熱
水	冬	寒	腎	膀胱	耳	鹹	温

薬膳に活かす食べ物の

五味五性

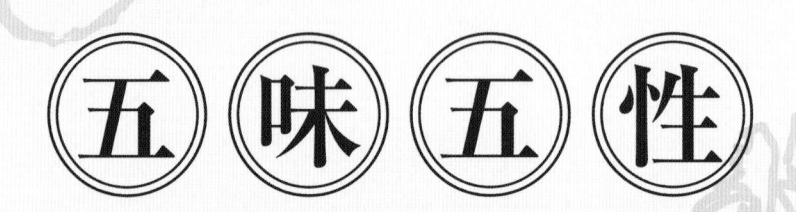

普段何気なく食べている食べ物にもそれぞれ異なった味と性質があります。
薬膳では、五つの味“酸・苦・甘・辛・鹹”と
五つの性質“熱・温・平・涼・寒”に分類します。
この五味五性をその時々の季節やその人の体質や体調に合わせて
摂り入れた料理法が薬膳です。といっても難しいことはありません。
私たちも暑い日にはきゅうりやなすを食べて涼をとっていますし、
風邪かなと思ったらねぎやしょうがを摂って体を温めていますね。
魚を刺身で食べるときにはしそやわさびを添えますが、
それは生魚を殺菌する効果があるからなのです。
そしてなんといっても「旬の食材を摂る」ことです。
自然の力をいっぱいに吸収し収穫された食べ物を
その季節に食べることは、人間の体にも自然なこと。
「良薬口に苦し」といいますが、「おいしく食べて健康に」が薬膳の基本です。
五味五性を上手に摂り入れて、料理の味や香りを楽しみましょう。

五味

酸《サン》（すっぱい）
収斂作用があり粘膜を保護。多汗や下痢、頻尿を抑える。肝臓、胆のう、目に良い。

苦《ク》（にがい）
熱を冷まして余分な水分を取る。解熱、解毒作用がある。心臓、小腸に良い。

甘《カン》（あまい）
緊張や痛みをやわらげ、滋養をつける。脾臓、胃に良い。

辛《シン》（からい）
血行を良くして発汗を促す。肺、鼻、大腸に良い。

鹹《カン》（しょっぱい）
他の四味を中和させ吸収しやすくする。しこりを和らげ便秘に効く。腎臓、膀胱、耳に良いが多食は禁物。

五性

涼
寒と同じで作用がおだやか。

寒
体を冷やし、鎮痛、消炎作用がある。のぼせや高血圧に良い。

平
寒、熱どちらでもないもの。常用すれば滋養強壮に良い。

熱
体を温め、興奮作用がある。貧血や冷え性に良い。

温
熱と同じで作用がおだやか。

※94ページに食べ物の五味五性を一覧にまとめましたので、薬膳の料理作りに役立ててください

SPRING

春の薬膳

春一番が吹いて木々は芽吹き

心も浮き立つ季節——

なのに、なんだかだるくてイライラ、

花粉症で目もしょぼしょぼ……

春は新陳代謝が活発になり肝機能が

高ぶるので、このようなトラブルを

引き起こしやすくなります。

水分の多い野菜や「酸味」の食材を

多く摂って、辛いものは控えましょう。

「菜の花のように鮮やかな黄色の寿司飯は
うこんで炊きました。美肌とつやつやヘアーを
保つためのとっておきメニューです。」

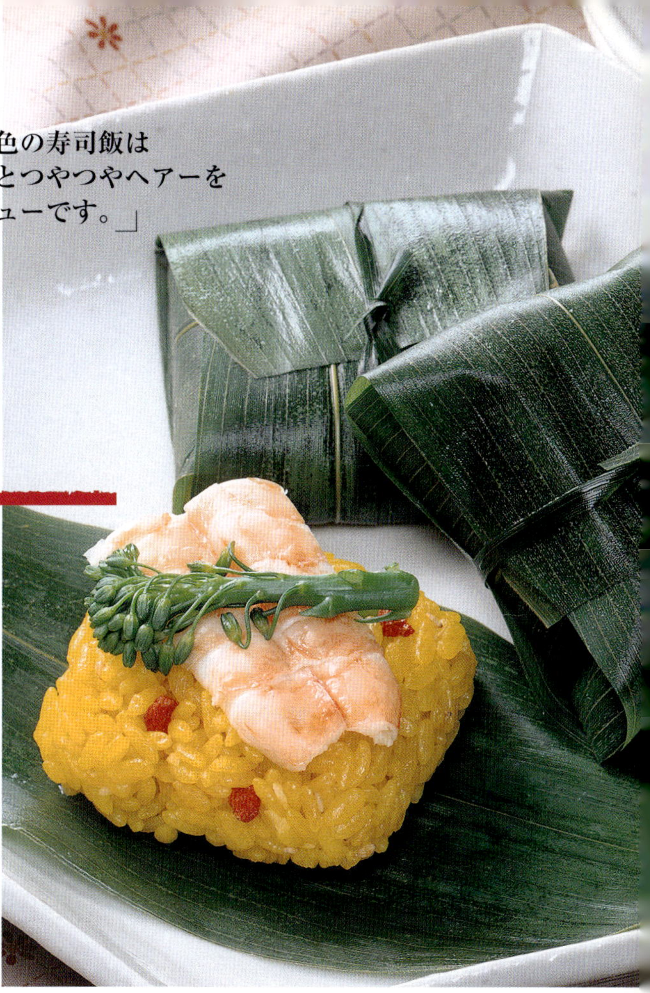

うこん入り 菜の花寿司 笹づつみ

材料（2人分）

米 ……………………………… 1カップ
水 ……………………………… 1カップ
うこん ………………………… 小さじ1/2

A
酢 ………………… 大さじ1と1/2
砂糖 ……………………… 大さじ1/2
塩 ………………………… 小さじ1/2

えび ……………………………… 4尾
菜の花 ………………………… 4本
クコの実 ……………………… 小さじ2
白ごま ………………………… 小さじ1
しょうが（みじん切り）…… 小さじ1

笹の葉 ………………………… 8枚

作り方

1. 米はといで水を加え30分おき、うこんを入れて炊飯する。
2. 1 にAの合わせ酢を加え、寿司飯を作る。
3. えびは背わたを取り、串を打ちゆでて殻をむき、半分に切る。
4. 菜の花は塩ゆでし、3〜4cm長さに切る。クコの実は水で戻す。ごまは炒る。
5. 2 にクコの実、ごま、しょうがを入れて混ぜる。
6. 5 を形作り、えび、菜の花を上にのせ、笹で包む。

薬膳MEMO

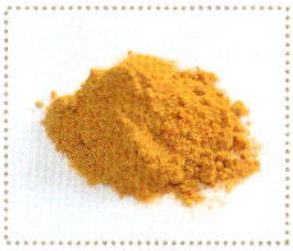

うこん
ターメリックともいい、根茎を乾燥させ粉末にしたものが一般的に使われる。血の巡りを良くし美肌効果がある。

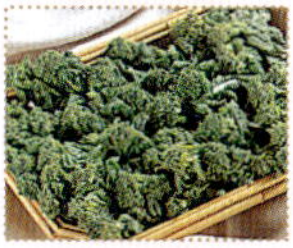

菜の花
肝の働きを整える。血の流れを良くし、シミや肩こりに効果的。

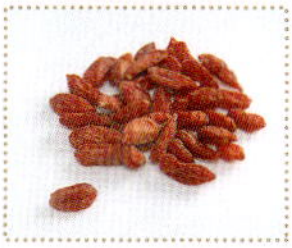

クコの実
肝の働きを補う。眼性疲労回復、滋養強壮、老化防止に良い。

いかと彩り野菜のしょうがドレッシング

材料（2人分）

いか	1/2杯	A	しょうが絞り汁	小さじ2
セロリ	20g	A	しょうゆ	小さじ2
さやえんどう	10g	A	みりん	小さじ1
きゅうり	1/4本	A	酢	小さじ2
パプリカ（赤）	1/8個	A	サラダ油	大さじ2

作り方

1. いかは皮をむいて食べやすい大きさに切り、さっとゆでる。
2. セロリは筋を取り、薄切りにして水にさらす。
3. さやえんどうは筋を取ってゆでる。
4. きゅうりは短冊、パプリカは細切りにしてさっとゆでる。
5. Aの材料を合わせてドレッシングを作る。
6. 器にいかと野菜を盛り、5 をかける。

薬膳MEMO

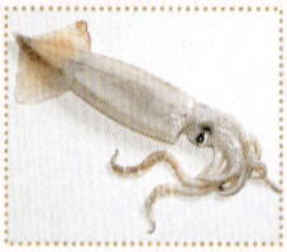

いか

血行を良くして冷え性や肩こりに効果的。低カロリー高たんぱくでタウリンを多く含み、生活習慣病に良い。

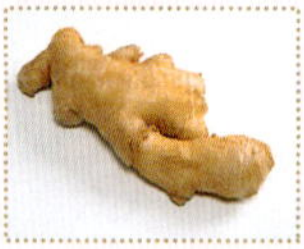

しょうが

胃腸の働きを整え、発汗作用で体を温める。ドロドロ血液の原因となる活性酸素を除去し、解毒作用もある。

「しょうがは、血液をサラサラにして
太りにくい体質を作ります。野菜も
たっぷり摂れて、ダイエットにぴったりです。」

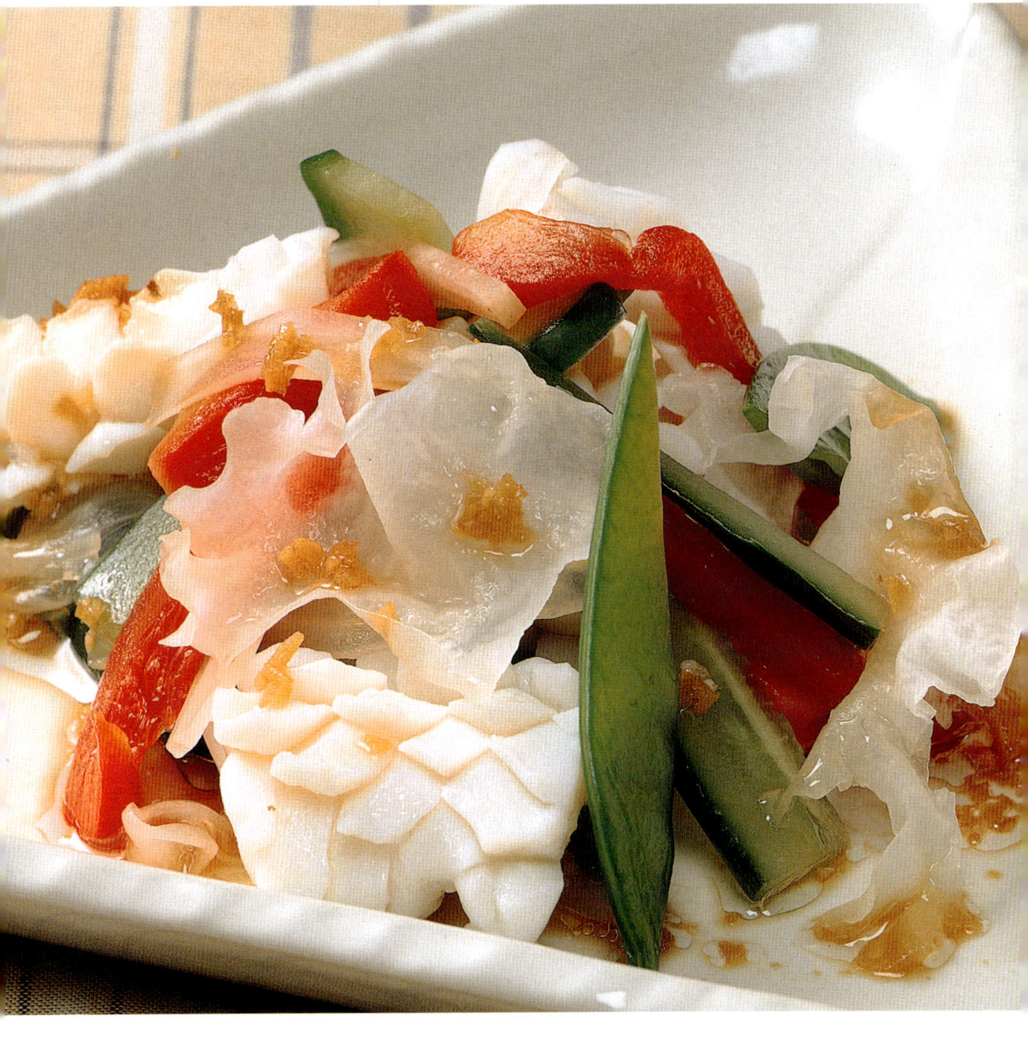

「陽気は良くなってきたのに、なんだか体がだるい…
そんなときにおすすめの一品。
気力・体力をつけて爽快に春を過ごしましょう。」

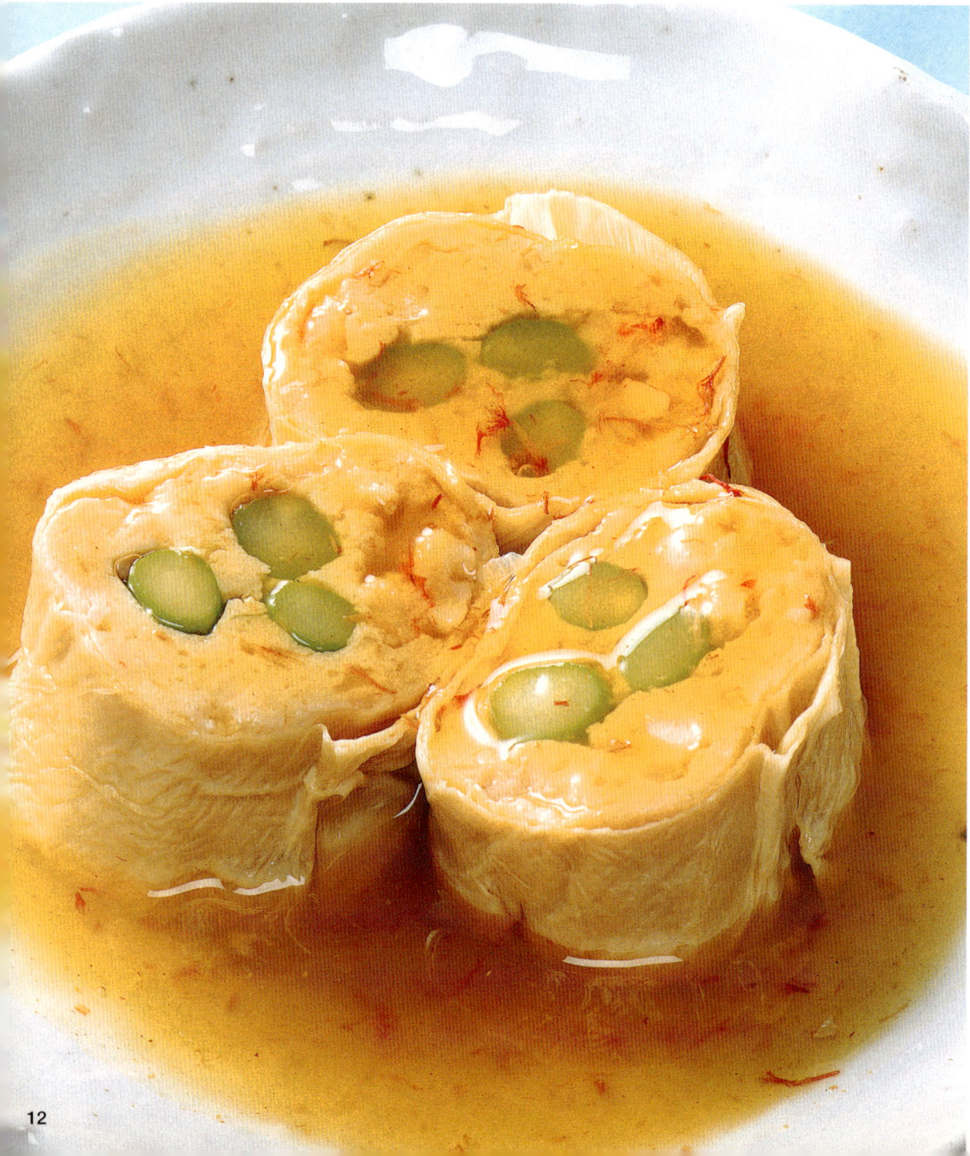

生《ナマ》湯《ユ》葉《バ》の蒸しもの 紅《ベニ》花《バナ》あんかけ

材料（2人分）

	生湯葉	1/2枚
	えび	2尾
	アスパラガス	3本
	豆腐	200g
	長ねぎ（みじん切り）	大さじ1
A	卵白	1/2個
A	かたくり粉	小さじ2
A	オイスターソース	大さじ1
A	ごま油	小さじ1
A	塩	少々
B	だし汁	1カップ
B	薄口しょうゆ	小さじ1
B	酒	小さじ1
B	みりん	小さじ1
	紅花	小さじ1/2
	くず粉	小さじ1
	水	小さじ1

作り方

1. えびは殻をむき1cm長さに切り、アスパラガスはゆでる。
2. 水気を切った豆腐にえび、長ねぎ、Aを加えてよく混ぜる。
3. 生湯葉を広げて 2 をのせ、アスパラガスを芯にして巻く。
4. 蒸気の上がった蒸し器に 3 を入れて10分蒸す。
   （電子レンジでラップをして3分加熱しても良い）
5. 鍋にBの材料を入れて沸かし、紅花と水で溶いたくずを加えてあんを作る。
6. 器に 4 を切り分けて入れ 5 をかける。

薬膳MEMO

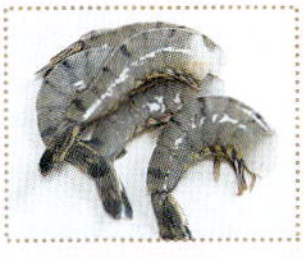

えび

気力、体力を増進。体を温め足腰の冷えやだるさをやわらげる。

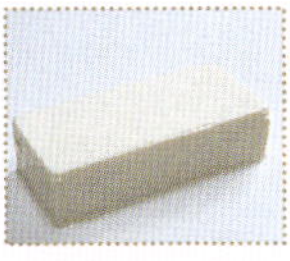

豆腐

胃腸の働きを整え、気力を養う。目の充血に効果的。

鯛とはまぐり、たけのこのグリル

材料（2人分）

鯛 ………………………… 1切れ
はまぐり ………………… 4個
たけのこ ……………… 2切れ
ミニトマト ……………… 4個
かぼちゃ（くし切り）…… 4個
塩 ………………………… 少々

A
黒ごま ………… 大さじ1
しょうゆ ……… 大さじ1
みりん ……… 大さじ1/2
だし汁 ………… 大さじ1

サラダ油 ……………… 適量
山椒の葉 ……………… 適量

薬膳MEMO

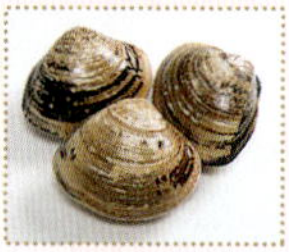

はまぐり
ミネラル分が豊富で、骨粗鬆症を予防する。

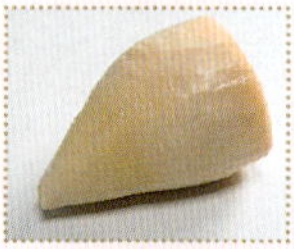

たけのこ
胃腸の働きを良くして便通を整えるので、肌荒れにも良い。生活習慣病を予防する。

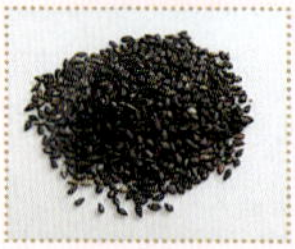

黒ごま
抗酸化作用とビタミンEの効果で老化防止、若返りが期待される。

作り方

1. 鯛は半分に切り塩をふる。
2. たけのこはゆがく。
3. Aの材料を合わせてたれを作る。
4. 天板に鯛と他の材料をのせ、サラダ油ときざんだ山椒の葉をかけて200℃のオーブンで7〜8分焼く。
5. 焼いた 4 を皿に盛り 3 のたれを添える。

春 spring

「旬の香りをまるごと閉じ込めたグリル料理。
丈夫な骨といきいきした肌を手に入れましょう。」

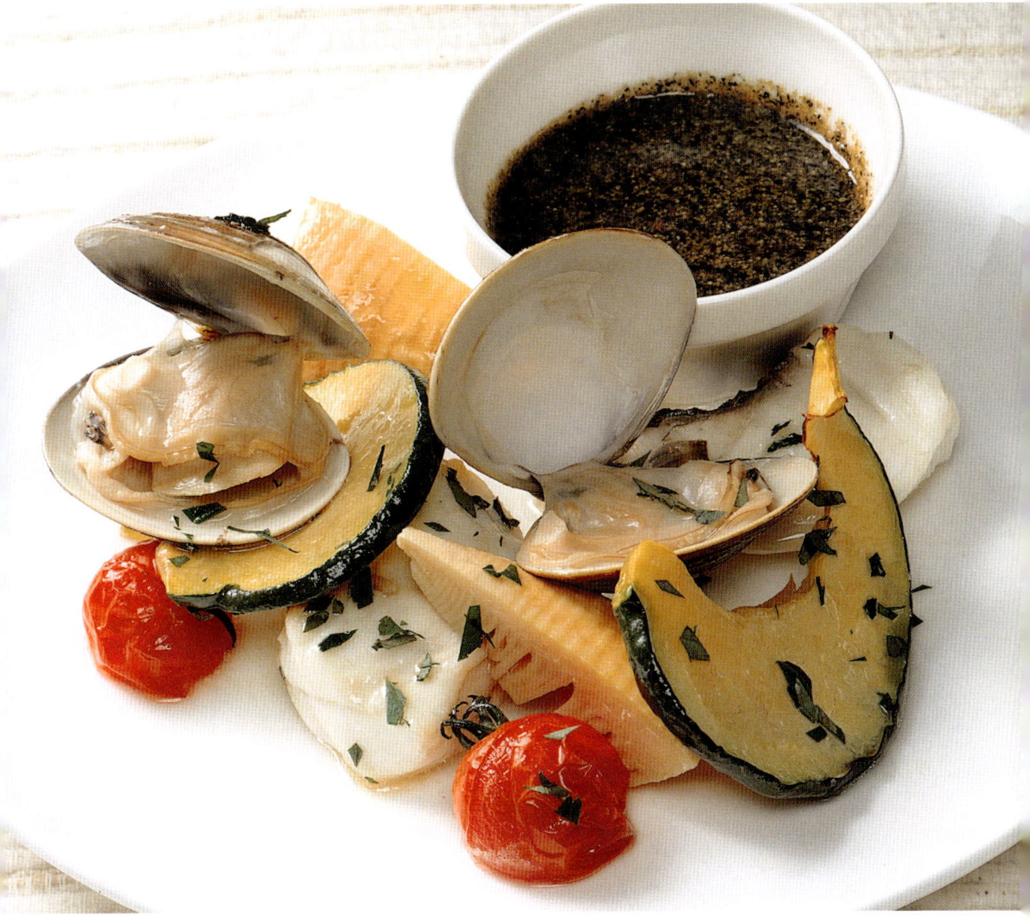

「ミネラルと食物繊維が補える女性にうれしい一品。
衣には胃腸にやさしい山芋を加えます。」

変わり揚げ三種（すずき・あさり・ごぼう）

材料（2人分）

	すずき	100g
	あさり（むき身）	50g
	みつば	20g
	ごぼう	30g
	薄力粉	少々
A	だし汁	1/4カップ
A	しょうゆ	小さじ1
A	みりん	小さじ1
B	薄力粉	1/4カップ
B	山芋	75g
B	卵	1/2個
	黒ごま	小さじ1
	揚げ油	適量
	抹茶	小さじ1
	塩	小さじ1/2
	レモン	1/4個

薬膳MEMO

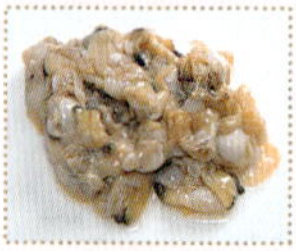

あさり
低脂肪・高タンパク、その上ミネラルが豊富。貧血を予防する。

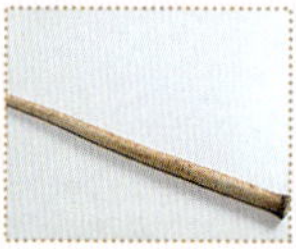

ごぼう
食物繊維が豊富で整腸作用があるので、ダイエットにも効果的。

作り方

1. すずきは4等分に切り、薄力粉をまぶす。
2. あさりは洗って水気を切り、2〜3cm長さに切ったみつばと合わせて薄力粉をまぶす。
3. ごぼうは皮をこそげて斜め薄切りにし、Aでさっと下煮する。
4. Bを混ぜ合わせて1/2量を取り、2 に加えて混ぜ、170℃に熱した揚げ油でカラッと揚げる。
5. 残りのBに黒ごまを加え混ぜ、1 のすずきと 3 のごぼうをくぐらせ同様に揚げる。
6. 器に盛り、抹茶塩とレモンを添える。

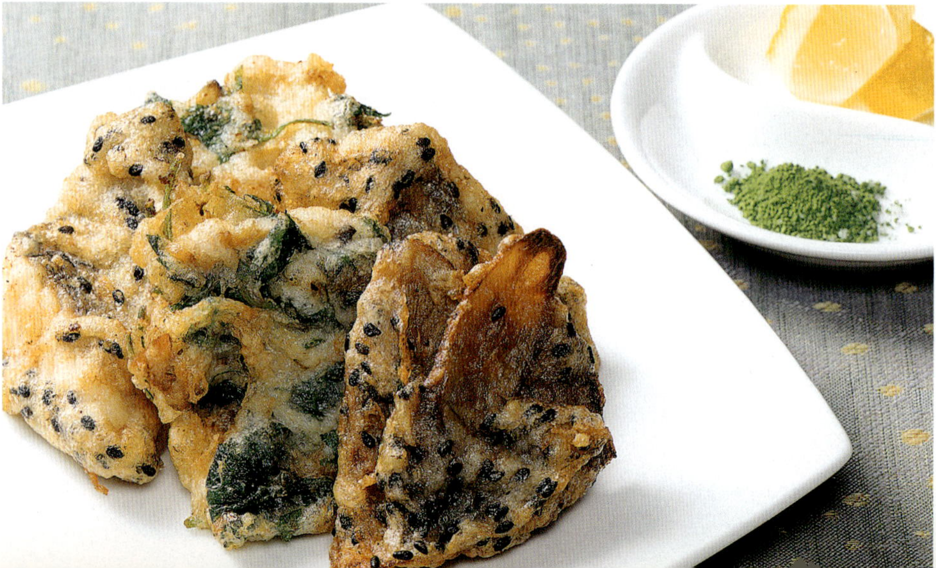

「春に弱りがちな肝機能を高めるレバーは、ピリッとした刺激の山椒と好相性。有馬煮とは、兵庫県有馬地方が山椒の産地だったことに由来しています。」

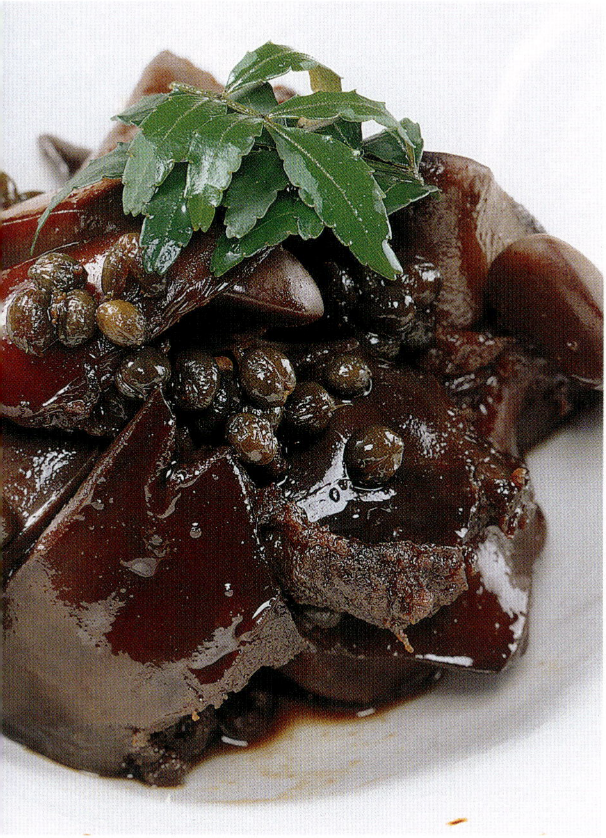

鶏レバーの有馬煮

材料（2人分）

	鶏レバー	200g
	しょうが（みじん切り）	小さじ1
	長ねぎ（みじん切り）	大さじ1
A	酒	1/2カップ
A	三温糖	大さじ1
A	はちみつ	大さじ2
A	しょうゆ	大さじ2
A	水	1カップ
	山椒の実	10g

作り方

1. 鶏レバーは脂肪、血のかたまりを取り除き、約10分水につける。
2. 1 をたっぷりの湯でさっとゆでる。
3. 鍋に 2 、しょうが、長ねぎ、Aを入れ、煮汁が約半分になるまで煮る。
4. 3 に山椒の実を加えて、さらに約10分煮る。
5. 器に盛り、あれば木の芽を飾る。

薬膳MEMO

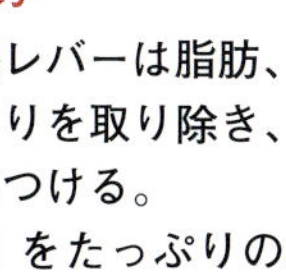

鶏レバー

肝と腎に良い。造血作用があり、貧血や視力の低下を防ぐ。

春野菜となつめのスープ煮

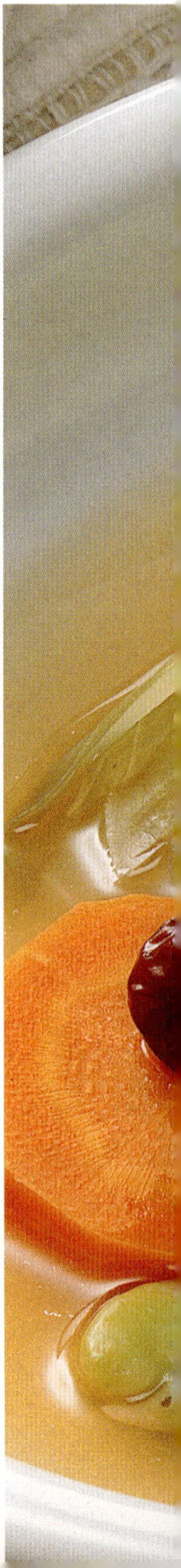

材料（2人分）

キャベツ …………………… 1/4個
じゃがいも …………………… 1個
にんじん …………………… 1/2個
そら豆 …………………… 10個
なつめ …………………… 6個

A
- ブイヨンスープ …… 2カップ
- 塩 …………………… 小さじ1/3
- 酒 …………………… 大さじ1

塩 …………………… 少々
こしょう …………………… 少々

作り方

1. キャベツは縦半分に切る。じゃがいもは皮をむき8等分に、にんじんは皮をむき厚めの輪切りにする。そら豆は薄皮をむき、なつめは水で洗っておく。
2. 鍋に 1 とAを入れ約20〜30分煮て、塩、こしょうで調味する。

薬膳MEMO

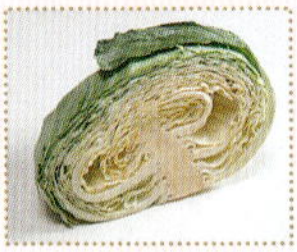

キャベツ
ビタミンや食物繊維が豊富で胃腸を整える。便秘や胃潰瘍の予防にも良い。

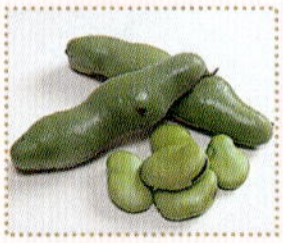

そら豆
肝機能を高め、疲労回復、貧血予防、便秘改善にも良い。そら豆は鮮度が命なので、さやつきのものを買いましょう。

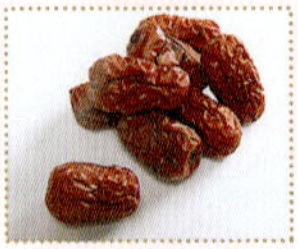

なつめ
栄養に富んだ果実で漢方薬にもよく使われる。精神を安定させ、せき止めの効果もある。

「野菜の栄養をまるごと煮込んだスープ。
やさしい甘さが、心と体の疲れに効きます。」

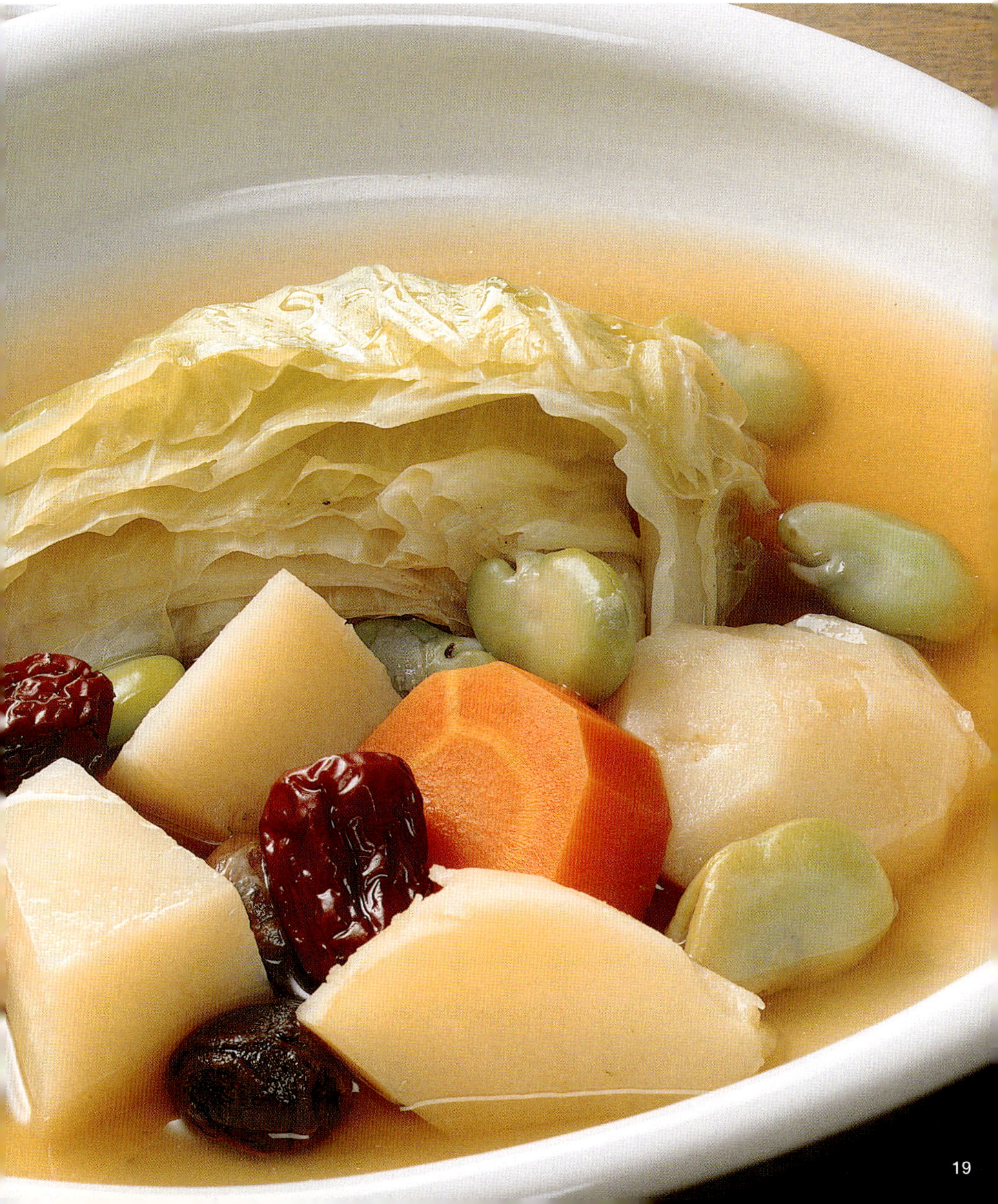

「ガーリックとアンチョビーの
香りが食欲をそそります。
スタミナ満点の血液サラサラメニュー。」

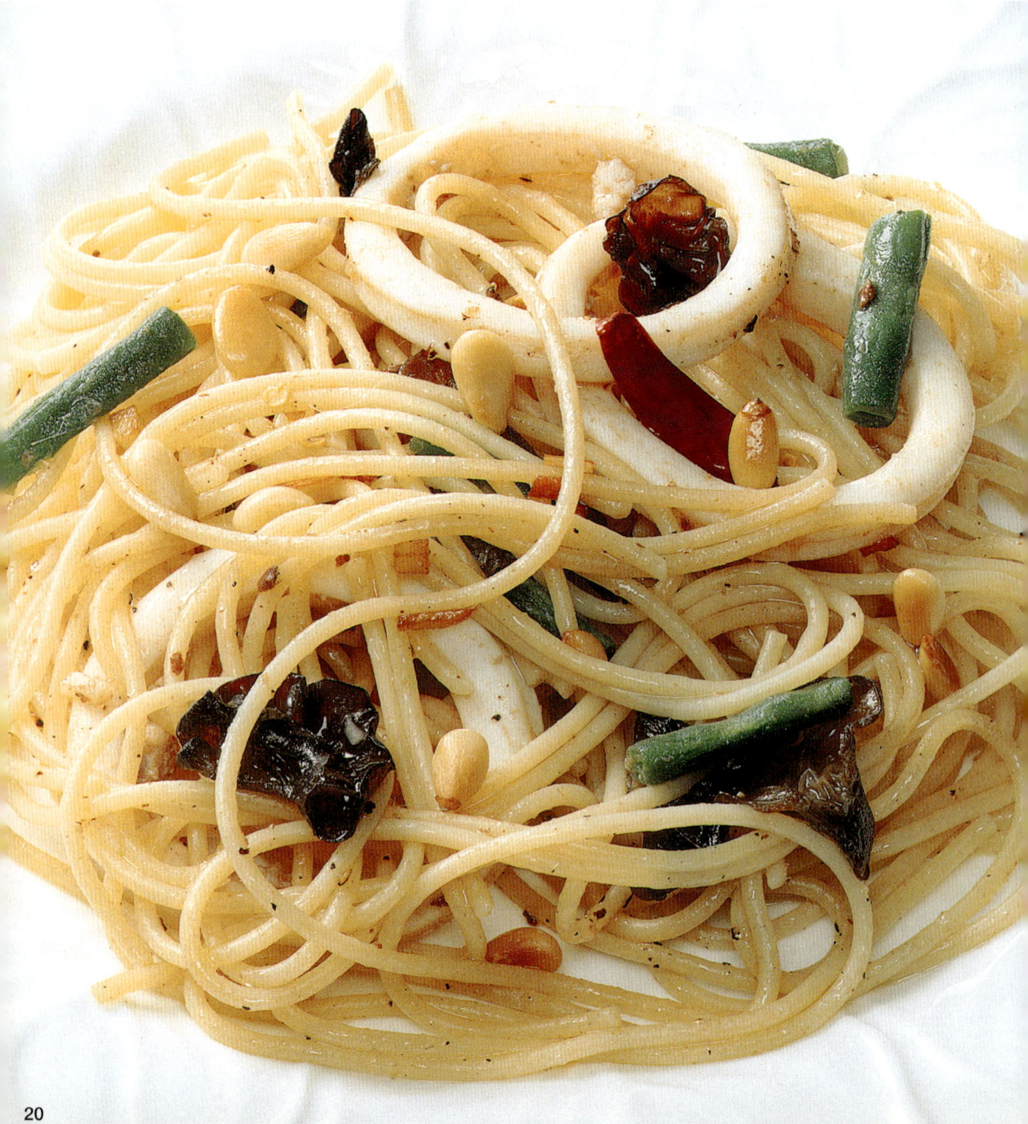

いかの
アンチョビーソースパスタ

材料（2人分）

いか …………………… 1/2杯
玉ねぎ ………………… 30 g
きくらげ（乾燥） ……… 3 g
とうがらし …………… 1/2本
にんにく ……………… 1かけ
オリーブ油 ………… 大さじ2
アンチョビー ………… 2本
いんげん ……………… 20 g
松の実 ……………… 大さじ1

塩 ………………… 小さじ1/4
こしょう ………………… 少々

スパゲッティー ……… 160 g

作り方

1. いかは5〜6mm幅の輪切り、玉ねぎは薄切り、きくらげは水で戻し石づきを取る。
2. フライパンにとうがらしと粗みじん切りにしたにんにくを入れ、オリーブ油を加えて香りが出るまで熱す。
3. 2にきざんだアンチョビー、玉ねぎを加えしんなりするまで炒め、ゆでたいんげん、きくらげ、松の実、いかを加えてさらに炒める。
4. ゆでたスパゲッティーを3に入れて和える。汁気がなくなったらスパゲッティーのゆで汁を加えて、塩、こしょうで調味する。

薬膳MEMO

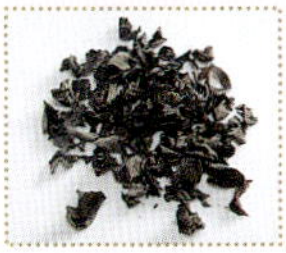

きくらげ

乾燥したものには特にミネラル分が多い。血液浄化作用があり、高血圧、動脈硬化、便秘などに効く。

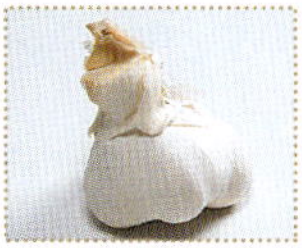

にんにく

ねぎ、にらとも共通する独特の臭いのもとはアリシンという成分で、血行を良くし体を温める。滋養強壮やコレステロール値を下げる働きもある。

「中国の豆味噌・豆鼓がアクセントの本格的な
四川風の味です。ピリッとした辛さにご飯がすすみます。」

豆鼓《トウチ》入り麻婆豆腐

材料（2人分）

絹ごし豆腐 ……………………… 1/2丁
鶏ひき肉 ………………………… 100g

A
- 長ねぎ（みじん切り）……… 小さじ1
- しょうが（みじん切り）…… 小さじ1
- にんにく（みじん切り）…… 小さじ1/2
- 豆板醤 ……………………… 小さじ1
- 豆鼓 ………………………… 小さじ1

B
- 中華だし ……………… 1/2カップ
- 紹興酒 ……………………… 大さじ1
- オイスターソース ……… 大さじ1/2
- しょうゆ ………………… 大さじ1/2

水溶きかたくり粉…かたくり粉 大さじ1/2
＋水 大さじ1
サラダ油 …………………… 大さじ1/2
ごま油 ………………………… 少々

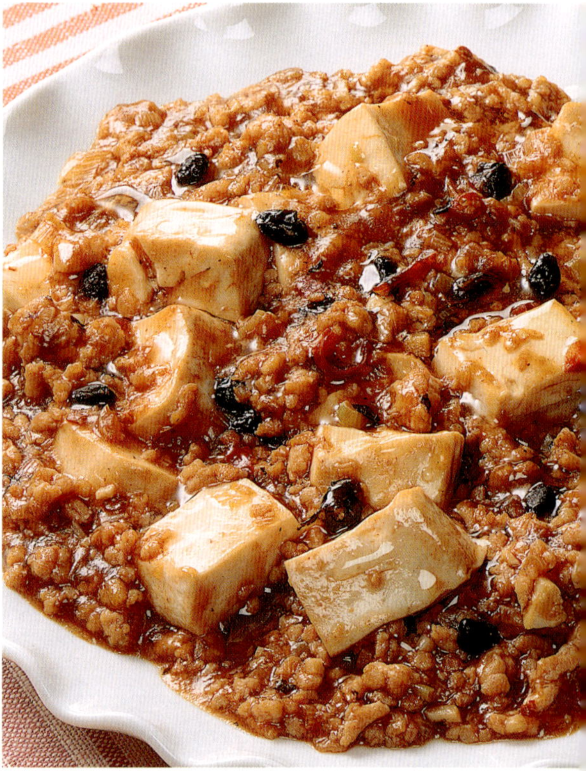

作り方

1. 豆腐は水気を切り、ひと口大に切る。
2. 鍋にサラダ油を熱してAを炒める。
3. 2 の中に鶏ひき肉とBを入れ、ひと煮立ちしたら 1 を加える。
4. 3 に水溶きかたくり粉でとろみをつけ、ごま油を入れて香りをつけ、器に盛る。

薬膳MEMO

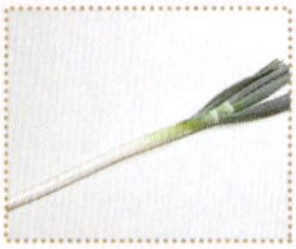

長ねぎ

体を温め発汗作用があるので、初期の風邪に効果的。疲労回復や不眠、肩こりにも良い。

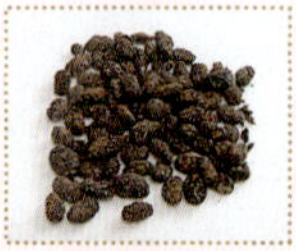

豆鼓《トウチ》

大豆を発酵、乾燥させた豆味噌。解熱、鎮静、整腸作用がある。

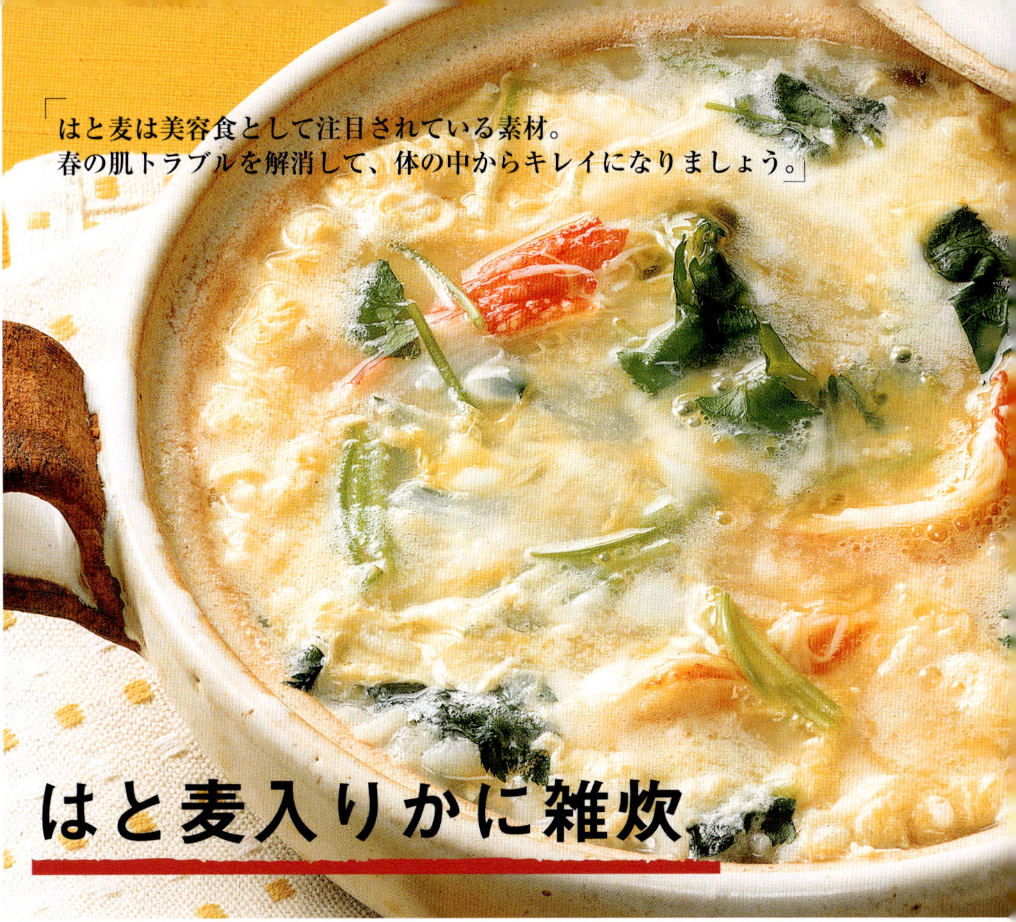

「はと麦は美容食として注目されている素材。
春の肌トラブルを解消して、体の中からキレイになりましょう。」

はと麦入りかに雑炊

材料（2人分）

米 …………… 1カップ
はと麦 ……… 大さじ2
水 ……… 1と1/2カップ
生しいたけ ………… 1枚
かにの身 ………… 50ｇ
卵 …………………… 2個
みつば …………… 適量
だし汁 ……… 2カップ
薄口しょうゆ …… 少々
塩 ………………… 少々

作り方

1. はと麦は洗って水につけ、米を加えて炊飯する。
2. だし汁をわかして、薄口しょうゆ、塩を加え調味する。
3. 2に1のご飯と細切りにした生しいたけ、かにの身を加えさっと煮て、みつばをちらし、溶き卵でとじる。

薬膳MEMO

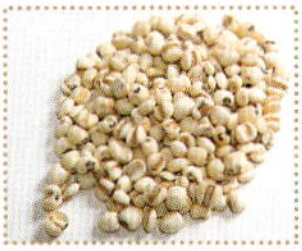

はと麦
新陳代謝を促し、むくみを解消する。シミ、ソバカス、肌荒れを改善。アトピー性皮膚炎にも良い。

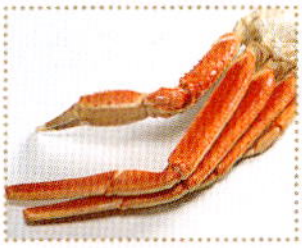

かに
血行を良くし、筋肉や骨を丈夫にする。血圧、コレステロールを下げる。

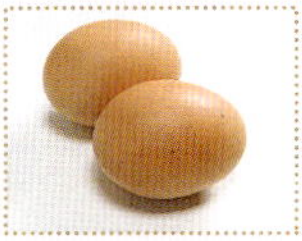

卵
良質のたんぱく質とビタミンを含み薬膳効果は抜群。血液、体液を増やして体を潤す。

「セロリは西洋でも古くから薬として
用いられていました。独特の香りが
イライラした気分を落ち着かせてくれます。」

セロリそば

材料（2人分）

ラーメン（生麺）……………… 2玉
干し貝柱 …………………… 2個
セロリ ……………………… 2本

A
鶏もも肉（骨付き）……… 1本
長ねぎ ………………… 5cm
しょうが（薄切り）…． 1～2枚
水 ………………… 5カップ

サラダ油 …………… 小さじ1
にんにく ……………… 1かけ
干しいたけ ……………… 2枚

B
酒 ………………… 大さじ1
しょうゆ ….. 大さじ1と1/2
塩 ……………………… 少々
こしょう …………… 少々

クコの実 …………… 小さじ1
白きくらげ ……………… 少々

作り方

1. 鍋に水で戻した貝柱とAを入れて火にかけ、約1時間煮てこす。貝柱と鶏もも肉は取り出してほぐしておく。
2. セロリは1本を5mm幅の斜めせん切り、もう1本を細いせん切りにする。
3. 鍋にサラダ油を熱しにんにくを入れ、香りがたったら斜めせん切りのセロリと、水で戻しせん切りした干しいたけを加えて炒め、Bで調味する。
4. 器に 3 と 1 のスープを加え、ゆでた麺を入れる。
5. せん切りのセロリ、水で戻したクコの実、白きくらげ、鶏もも肉、貝柱をのせる。

薬膳MEMO

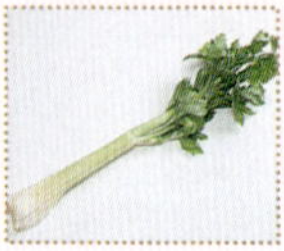

セロリ

肝の働きを調整。血の巡りを良くし、血圧、コレステロールを下げる。

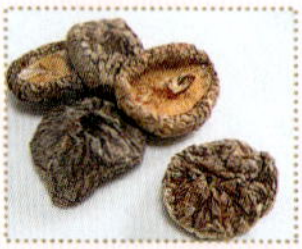

干しいたけ

乾燥させた干ししいたけにはビタミンDが豊富。女性に多い骨粗鬆症を予防する。

春 spring

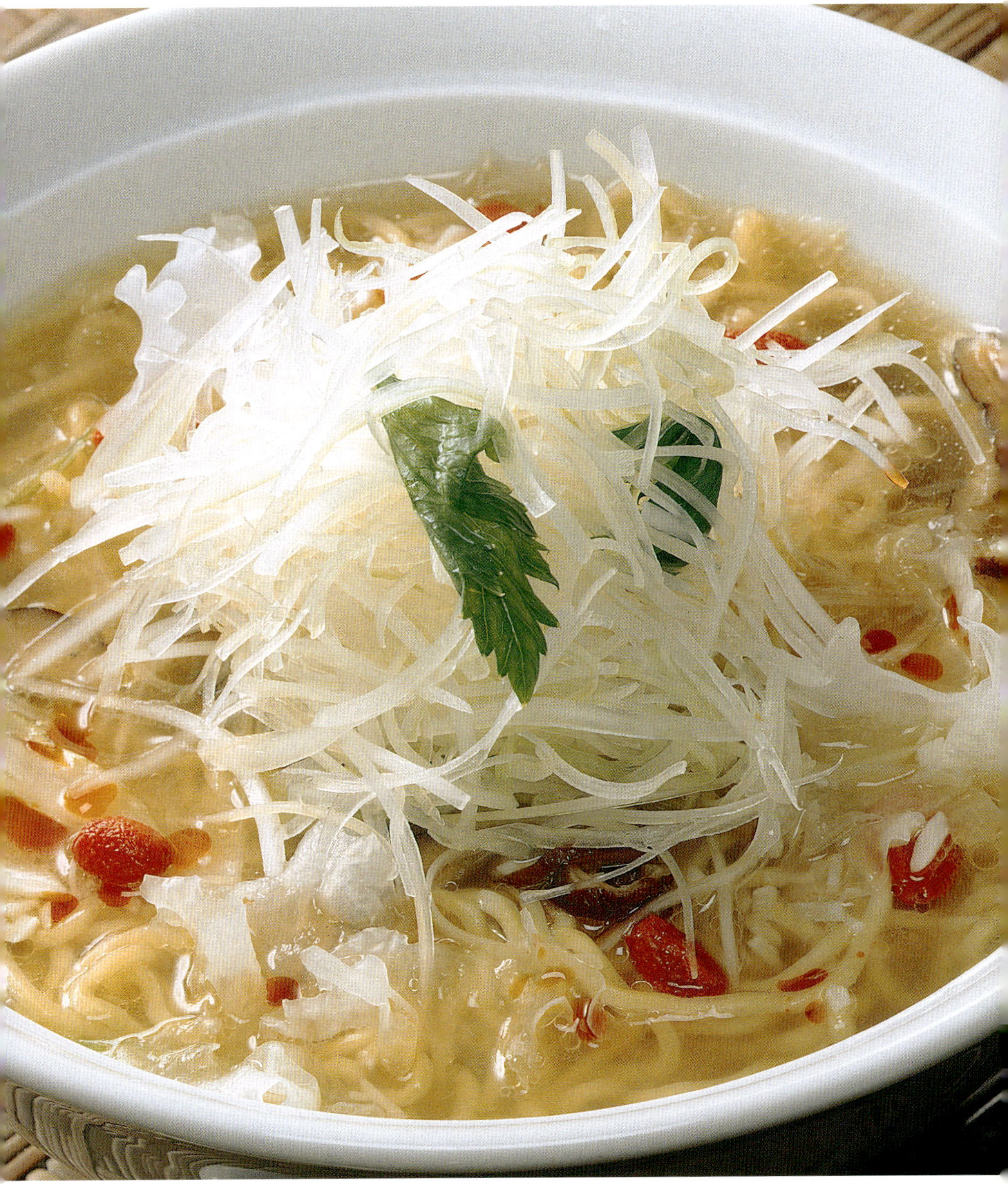

春 spring

桜白玉

材料（2人分）

白玉粉 …………………… 50g
桜の花（塩漬け）…… 5〜6個
水 …………………… 45〜50cc

A
- あんず（干し）……… 2個
- 砂糖 …………………… 少々
- 水 ……………………… 少々

ゆであずき …………… 適量

薬膳MEMO

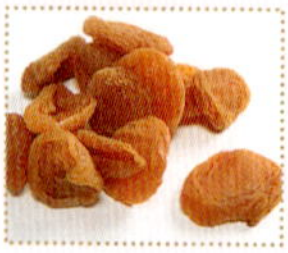

あんず
β-カロチンの含有量は、果物の中でもトップクラス。皮膚や粘膜を健やかにし、のどのトラブルや便秘に効果的。特に干したものに有効成分が凝縮されている。

作り方

1. 桜の花は塩を洗って細かく刻み白玉粉に入れ、水を加えてなめらかに練る。
2. 1 を小さく丸めて熱湯でゆで、水にとって冷まし水気を切る。
3. Aを電子レンジで数秒加熱し、やわらかくする。
4. 器に白玉団子と 3 を盛り、ゆであずきをかける。

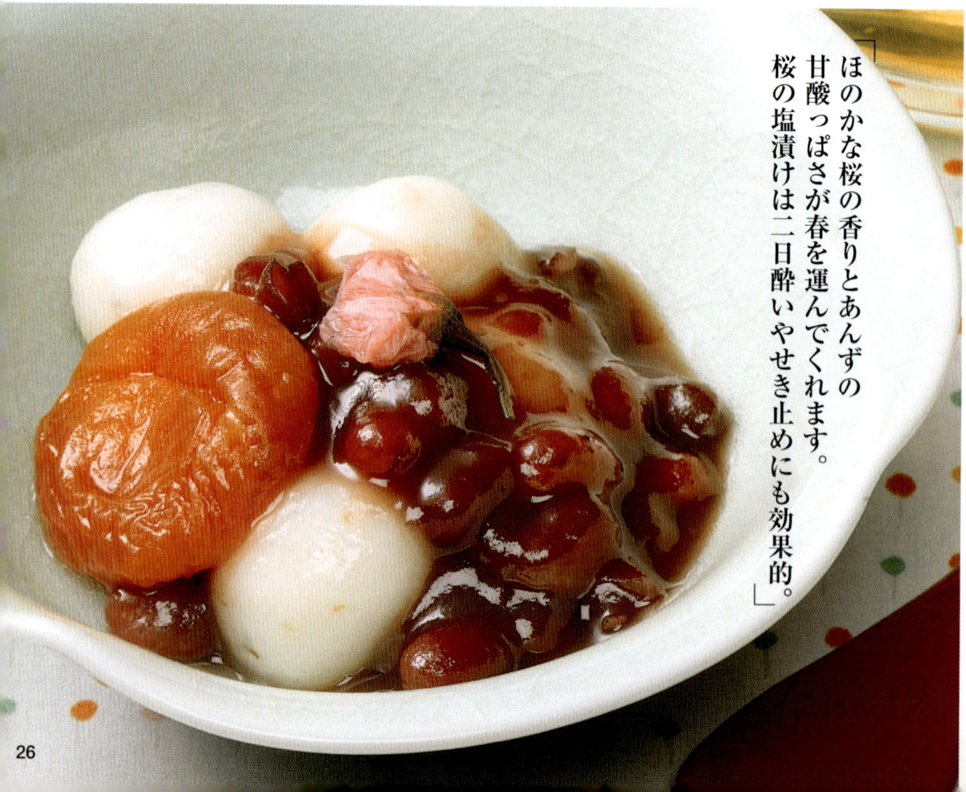

「ほのかな桜の香りとあんずの
甘酸っぱさが春を運んでくれます。
桜の塩漬けは二日酔いやせき止めにも効果的。」

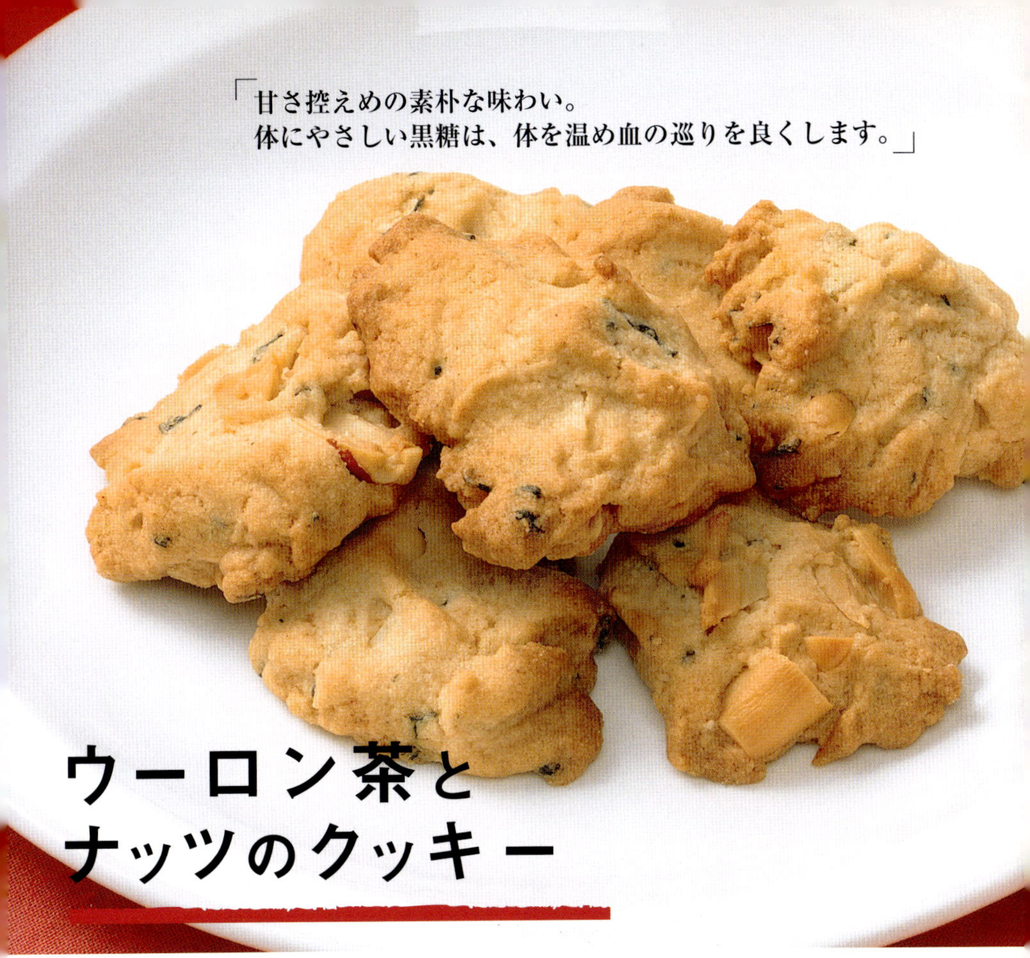

「甘さ控えめの素朴な味わい。
体にやさしい黒糖は、体を温め血の巡りを良くします。」

ウーロン茶とナッツのクッキー

材料（10～12個分）

バター ……… 80 g
黒糖 ………… 60 g
卵 …………… 15 g
ウーロン茶（茶葉）………… 大さじ2
薄力粉 ……………………… 130 g
ピーナッツ …………………… 20 g

作り方

1. バターをクリーム状にし、黒糖、卵、細かくしたウーロン茶の順に混ぜながら加える。
2. 薄力粉、粗くくだいたピーナッツを加え、粉気がなくなるまで混ぜる。
3. 天板に 2 をスプーンですくって落とし、180℃のオーブンで13～15分焼く。

薬膳MEMO

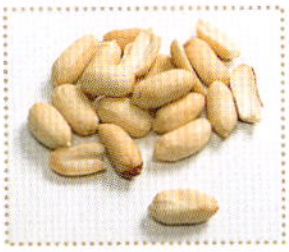

ピーナッツ

腸を潤して便通を良くし、胃腸の働きを整える。生活習慣病や老化防止に役立つ。

SUMMER

夏の薬膳

暑さで体内に熱がこもり、汗をかくと

血液がドロドロになって心臓へ負担をかけます。

体を冷まし利尿効果のある夏野菜や、

心機能を高める苦味のある食材を摂りましょう。

また、水分の摂りすぎは胃腸を弱めるので、

消化を助ける梅干しを添えるなど一工夫を。

「冬瓜のみずみずしさとトマトの酸っぱさが、
夏バテと水太りによく効きます。」

冬瓜《トウガン》の肉詰め洋風仕立て

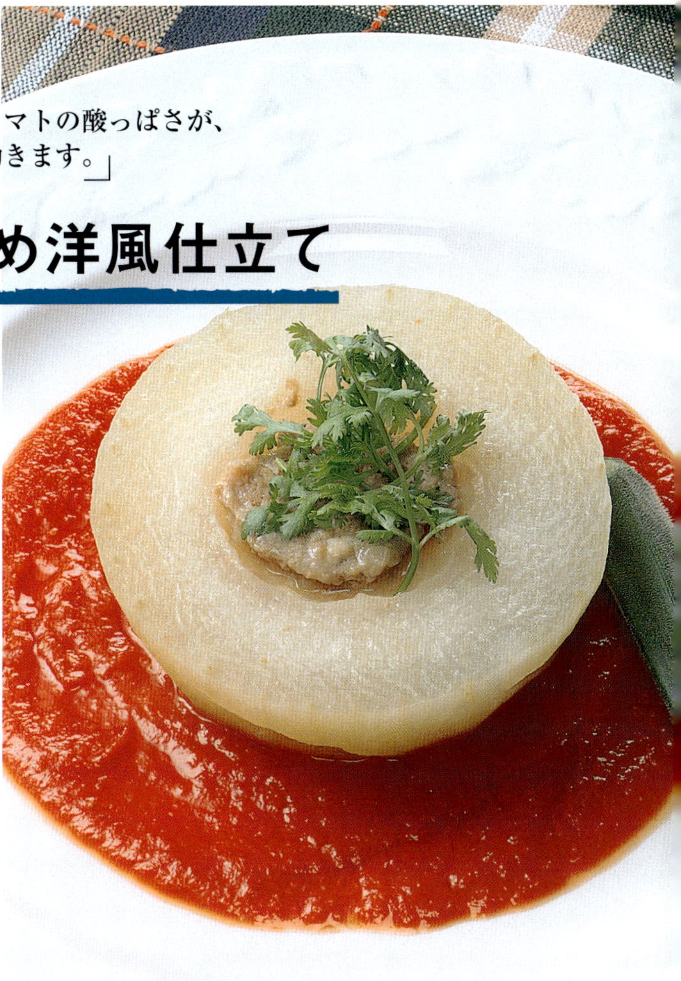

材料（2人分）

	冬瓜（小さめのもの）	6〜7cm
	薄力粉	少々
A	豚ひき肉	100g
	玉ねぎ	20g
	パン粉	少々
	卵	1/4個
	塩	少々
	こしょう	少々
	ブイヨンスープ	2カップ
	ローリエ	1枚
	おくら	2本
B	トマト	1個
	トマトケチャップ	大さじ2
	バジル	2〜3枚
	塩	少々
	こしょう	少々
	レモン汁	小さじ1

作り方

1. Aをよく混ぜ合わせる。
2. 冬瓜は皮をむいて種を取り、半分に切って内側に薄力粉をふり 1 を詰める。
3. 鍋にブイヨンスープ、ローリエを入れ 2 を加えて約15分煮込む。
4. おくらは塩ゆでする。
5. Bを合わせ煮込んでこし、味をととのえてソースを作る。
6. 器に 5 のソースをしき 3 をのせ、おくらを添える。

薬膳MEMO

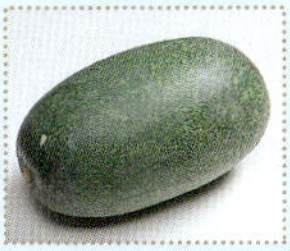

冬瓜《トウガン》

冬瓜のビタミンCは熱に強く、加熱しても壊れにくいのが特徴。利尿作用でむくみを解消し、ダイエットにも最適。

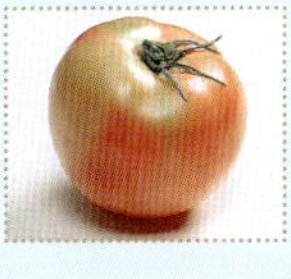

トマト

体の余分な熱を取り、消化を促す。トマトの赤色に含まれるリコピンには、ガンをはじめとする生活習慣病を予防する効果がある。

うなぎと金《キン》針《シン》菜《サイ》の和え物

材料（2人分）

うなぎの蒲焼き ………… 60 g
高野豆腐 ………………… 1/2個

A
- だし汁 ………… 1/4カップ
- みりん …………… 小さじ1
- しょうゆ ………… 小さじ1

にら …………………… 1/3束
金針菜 ……………… 20 g

B
- だし汁 ………… 大さじ1
- しょうゆ ……… 大さじ2
- 酢 ……………… 大さじ2
- 砂糖 …………… 小さじ1
- 練りからし …… 小さじ1

作り方

1. うなぎの蒲焼きはひと口大に切る。
2. 高野豆腐は戻して短冊に切り、Aで下煮しておく。
3. にらはゆでて3〜4cm長さに切る。
4. 金針菜は水で戻してゆで、つぼみの付け根のかたい部分を取る。
5. クコの実は水で戻す。
6. Bをよく混ぜ、1 〜 5 の材料を和える。

薬膳MEMO

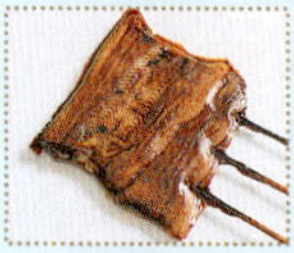

うなぎ
滋養強壮に良い。ビタミンAを多く含み、目や皮膚の粘膜を正常に保つ。

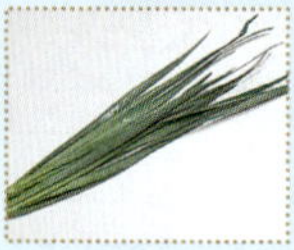

にら
血行を良くしてお腹を温めるので、冷え性の女性におすすめ。疲労回復や老化防止にも効果がある。

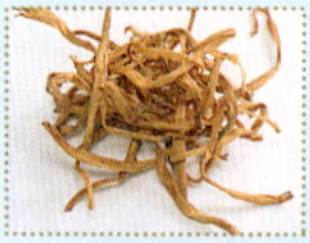

金針菜《キンシンサイ》
ユリ科の花のつぼみを乾燥させたもので、中国では家庭料理に広く用いられている。イライラや不眠、更年期などのすっきりしない症状に効果的。

夏 summer

「ビタミンB_1、たんぱく質を多く含むうなぎは、
にらと合わせて食べると風邪や夏バテ防止に効果大。
暑さに負けないスタミナをつけて夏を乗り切りましょう。」

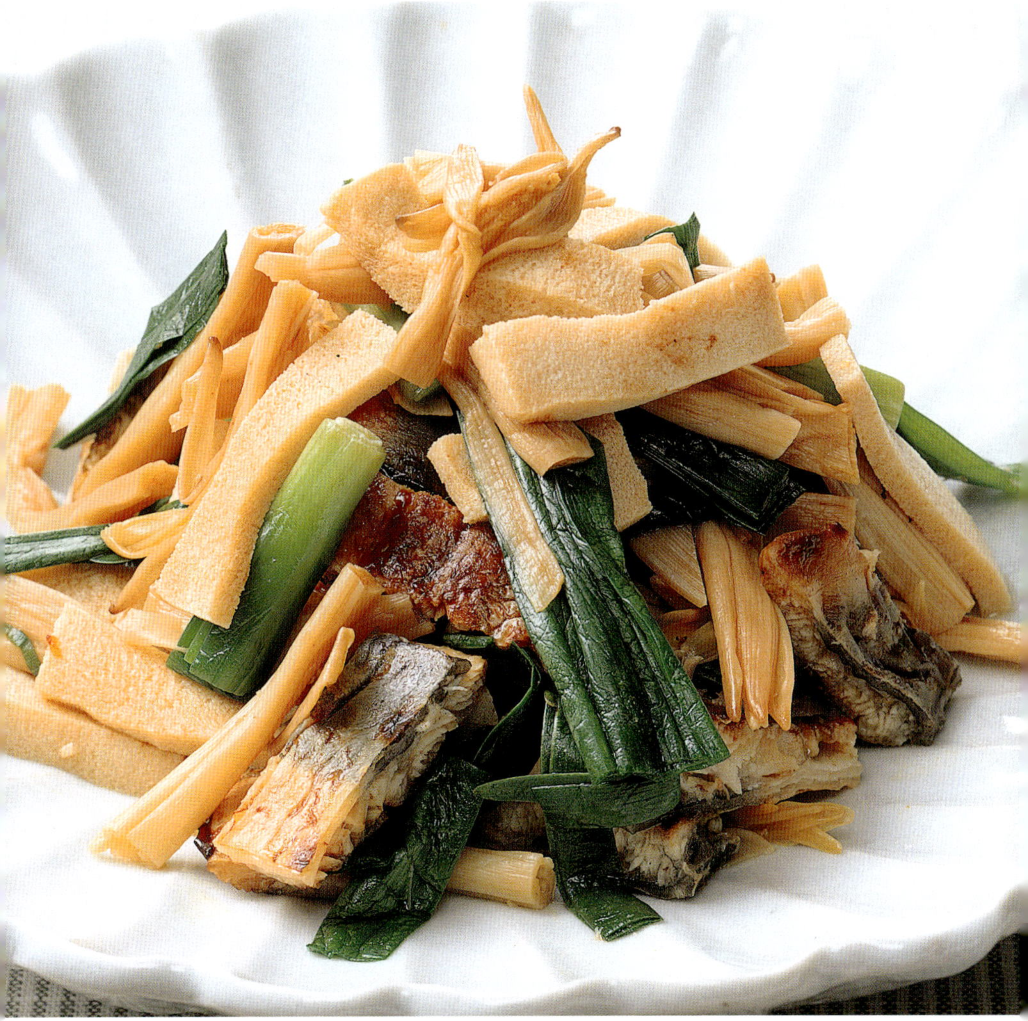

「脂がのっておいしい夏のあじ。
大葉としょうがを合わせれば食中毒を防ぎます。
パリッとした食感のきゅうりでサンドすれば後味もさっぱり。」

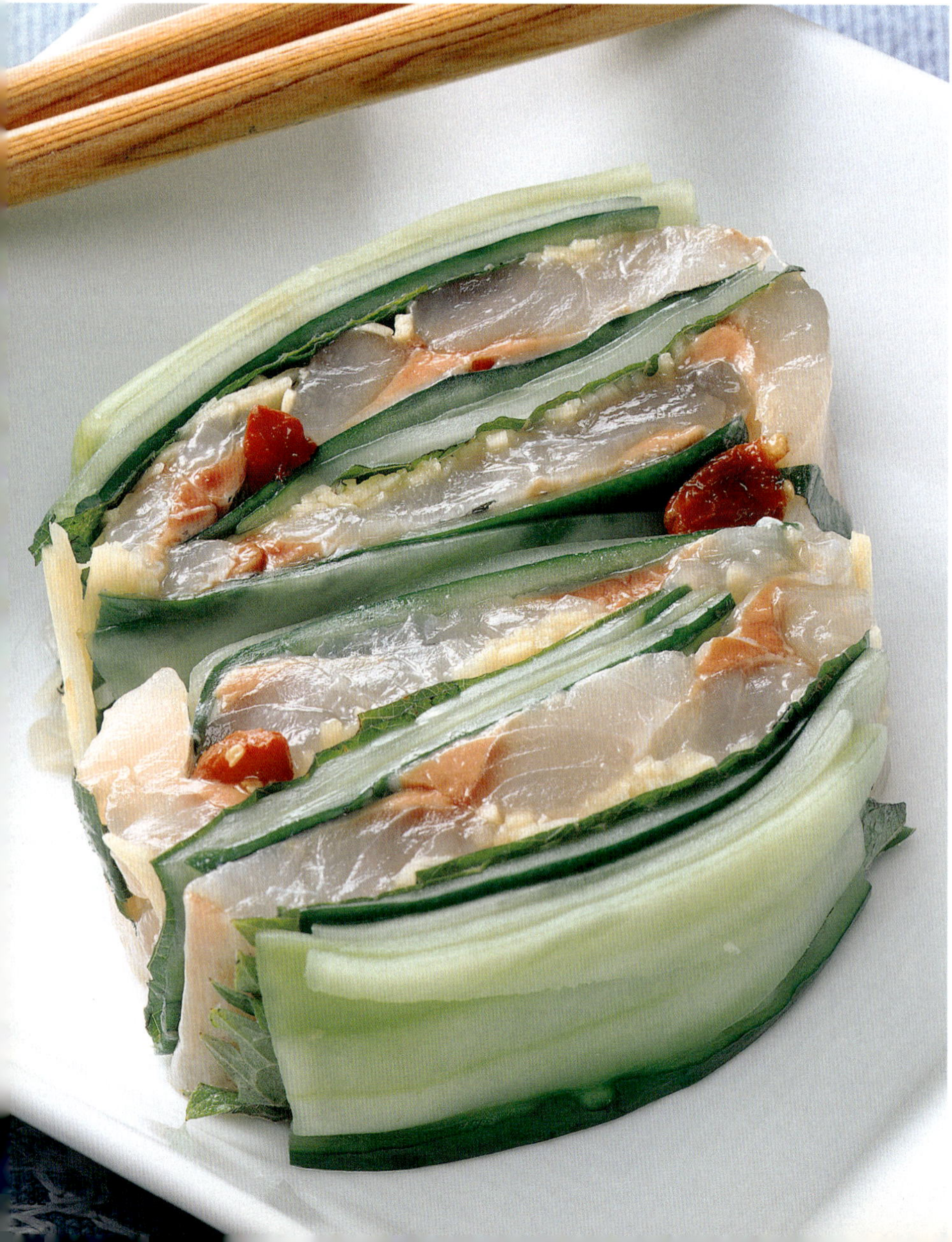

あじときゅうりの ミルフィーユ

材料（2人分）

あじ …………………… 2尾
きゅうり …………… 2本
しょうが ………… 1かけ
クコの実 ……… 大さじ1
大葉 ………………… 4枚

わさび ……………… 適量
しょうゆ …………… 適量

作り方

1. あじは3枚におろし、小骨を取る。
2. きゅうりは6〜7cm長さに切りかつらむきにして、3％濃度の塩水（分量外）につけておく。
3. しょうがは針切りにする。クコの実は水で戻す。
4. きゅうりの水気をふき取って14〜15cm幅に2枚重ねにしておき、その上にあじをおく。
5. さらにしょうが、大葉、クコの実をおき、きゅうりのかつらむきをおく。
6. 4、5をもう一度くり返し、ラップにしっかり包んで冷蔵庫で冷やす。
7. 食べる直前に切りわけ、わさびじょうゆを添える。

薬膳MEMO

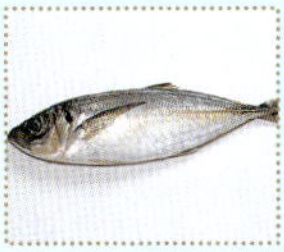

あじ
体を温め血の巡りを良くするので、夏の冷房病対策に。消化吸収も良く、良質のたんぱく質が摂取でき、高血圧の予防や肝機能を高めるのに役立つ。

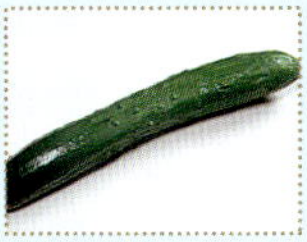

きゅうり
高い利尿作用がある。体内の老廃物を排泄し血液を浄化、むくみを解消。みずみずしいさわやかな香りは食欲を増進させる。

蒸し豚のゴーヤーみそ炒め

材料（2人分）

豚肩ロース肉（かたまり）……… 250g

A
- 塩 ……………………… ひとつまみ
- 酒 ……………………… 大さじ1

にがうり ……………………… 1/3本

しょうが ……………………… 5g

にんにく ……………………… 1/2かけ

サラダ油 ……………………… 大さじ1

B
- みそ ……………………… 大さじ2
- 酒 ……………………… 大さじ2
- みりん ……………………… 大さじ2

作り方

1. 豚肉はAで下味をつけ、圧力鍋で8〜10分蒸す。
2. にがうりは種を取って斜め薄切りにし、しょうがとにんにくはみじん切りにする。
3. フライパンにサラダ油を熱し、しょうが、にんにくを炒め、にがうりを加えてさらに炒める。
4. 3にBを加え調味する。
5. 1の豚肉を3mm厚さに切り、皿に盛って4をかける。

食材の説明

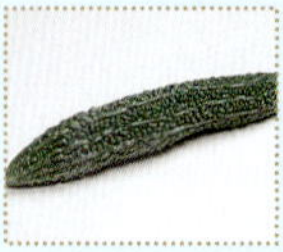

にがうり

ゴーヤーとも呼ばれる。独特の苦みは食欲を増進させたり、血糖値や血圧を下げて糖尿病や痛風を防ぐ効果がある。ゴーヤーのビタミンCは熱に壊れにくい。

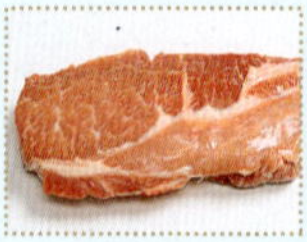

豚肉

豚肉に豊富に含まれるビタミンB_1は、糖質を効率よくエネルギーにするのを助け、疲労やストレスがたまるのを防ぐ。

「にがうりの苦みが、暑さで弱った胃腸に
活力を与えてくれます。ビタミンBとCで
若さを保つスタミナ満点メニュー。」

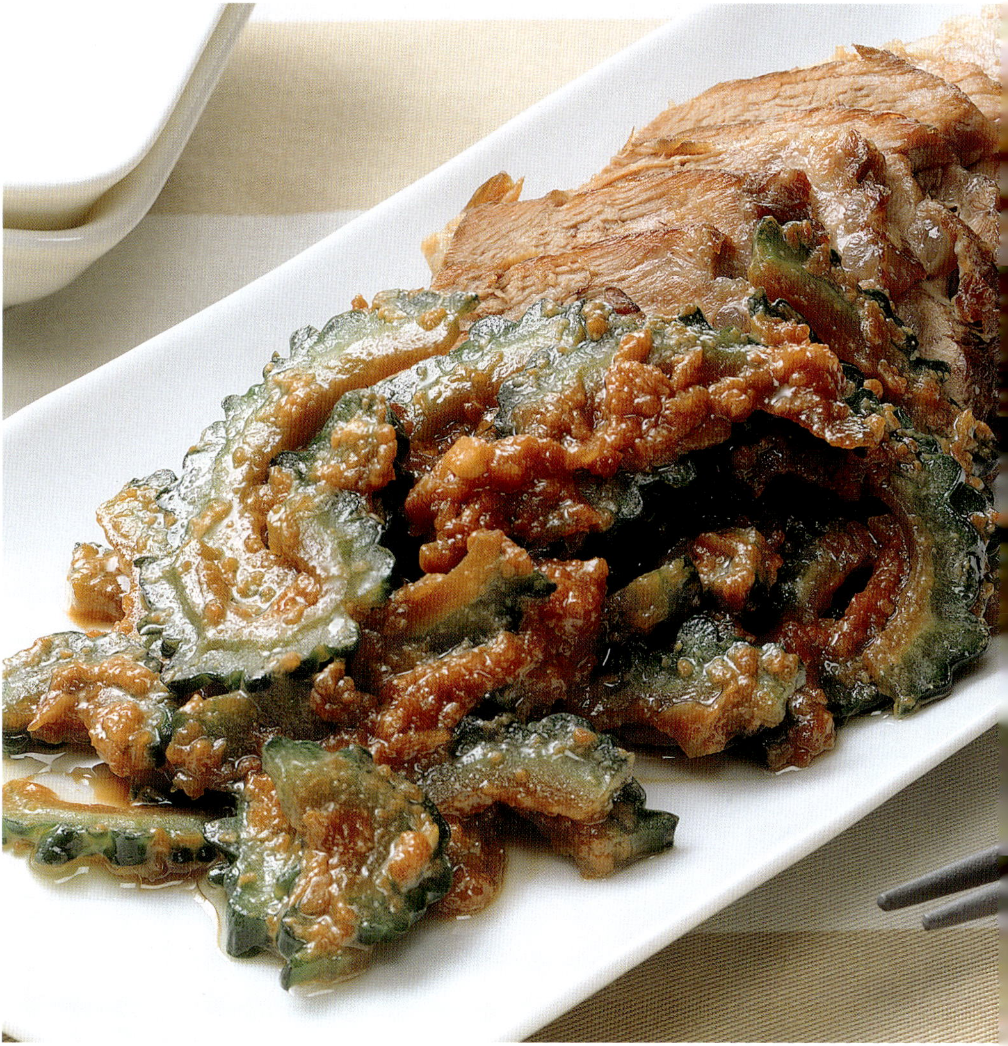

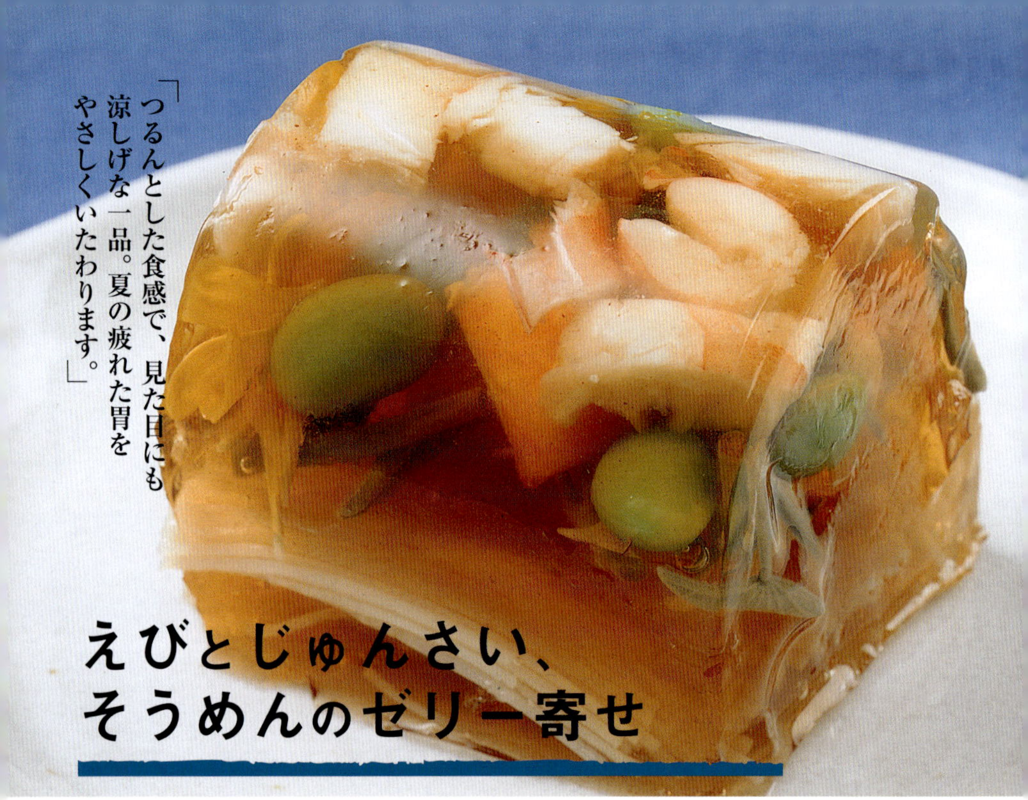

「つるんとした食感で、見た目にも涼しげな一品。夏の疲れた胃をやさしくいたわります。」

えびとじゅんさい、そうめんのゼリー寄せ

材料（トヨ型1本分）

えび ………………………… 3尾
えだまめ ……………… 大さじ1
菊花 ………………………… 2輪
じゅんさい …………… 大さじ1
そうめん ………………… 1/4束
だし汁 ………… 1と1/2カップ
薄口しょうゆ ………… 小さじ1
塩 ………………………… 少々
ゼラチン ………………… 6g

作り方

1. えびは背わたを取ってゆで、殻をむいて粗くきざむ。
2. えだまめはゆでてさやから出し、菊花は花びらをさっとゆで、じゅんさいは熱湯にくぐらす。そうめんは端を束ねてゆでる。
3. だし汁を沸騰させ、薄口しょうゆと塩で調味し、ゼラチンを加えて溶かし冷ましておく。
4. 型に 3 のゼリー液を少量流して、えび、えだまめ、菊花、じゅんさいをきれいにおき、ゼリー液をつけたそうめんをのせて、残りのゼリー液を流し冷やしかためる。

薬膳MEMO

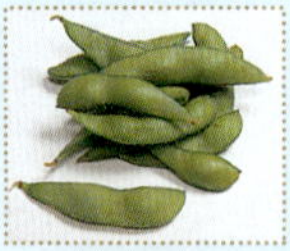

えだまめ
高たんぱく低カロリーで、大豆にはないビタミンCが豊富。肝臓にたまったコレステロールなどの脂肪を分解する。

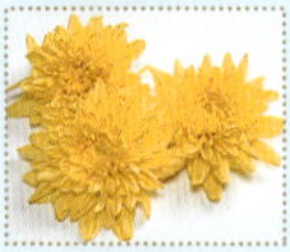

菊花
中国では不老不死の薬草として古くから伝わる。浄血作用があり、目の充血を取り、眼精疲労からくる頭痛や肩こりにも効く。

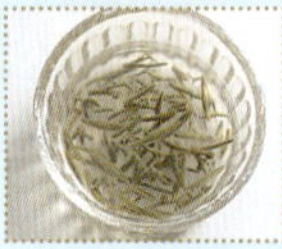

じゅんさい
独特のぬめり成分が肌に潤いを与える美容食。体内ののぼせをとって、胃や十二指腸の働きを助ける。

豆腐松風

材料（トヨ型1本分）

- 木綿豆腐 ……………………… 1丁
- A
  - 卵 ……………………… 1/2個
  - かたくり粉 …… 小さじ1と1/2
  - 塩 …………………… 小さじ1
  - しょうゆ …………… 小さじ1
- 山芋 …………… 50g
- 納豆 …………… 30g
- 松の実 ………… 20g
- 白ごま ……… 小さじ2
- ポン酢 ………… 適量
- 大根 …………… 適量

作り方

1. 水切りした豆腐をすりつぶしAを入れ、すりおろした山芋、納豆を加え混ぜる。
2. 流し函に 1 を入れ平らにし、上に松の実、白ごまをふって、200℃のオーブンで約15分焼く。
3. 2 を切り分け皿に盛り、ポン酢と大根おろしを添える。

薬膳MEMO

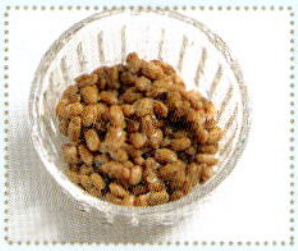

納豆

ビタミンB_2が豊富で、肌や髪、爪を健やかにする。骨粗鬆症や動脈硬化の予防などいいことずくめの健康食品。

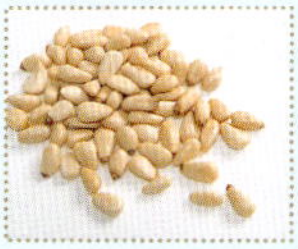

松の実

「仙人の霊薬」といわれるほど滋養があり、中華料理ではよく使われる。せきやたんを抑え、便通を促す。

「豆腐と納豆を使った大豆のうれしいパワーがいっぱいの松風焼き。松の実の甘みと香ばしさがポン酢とよく合います。」

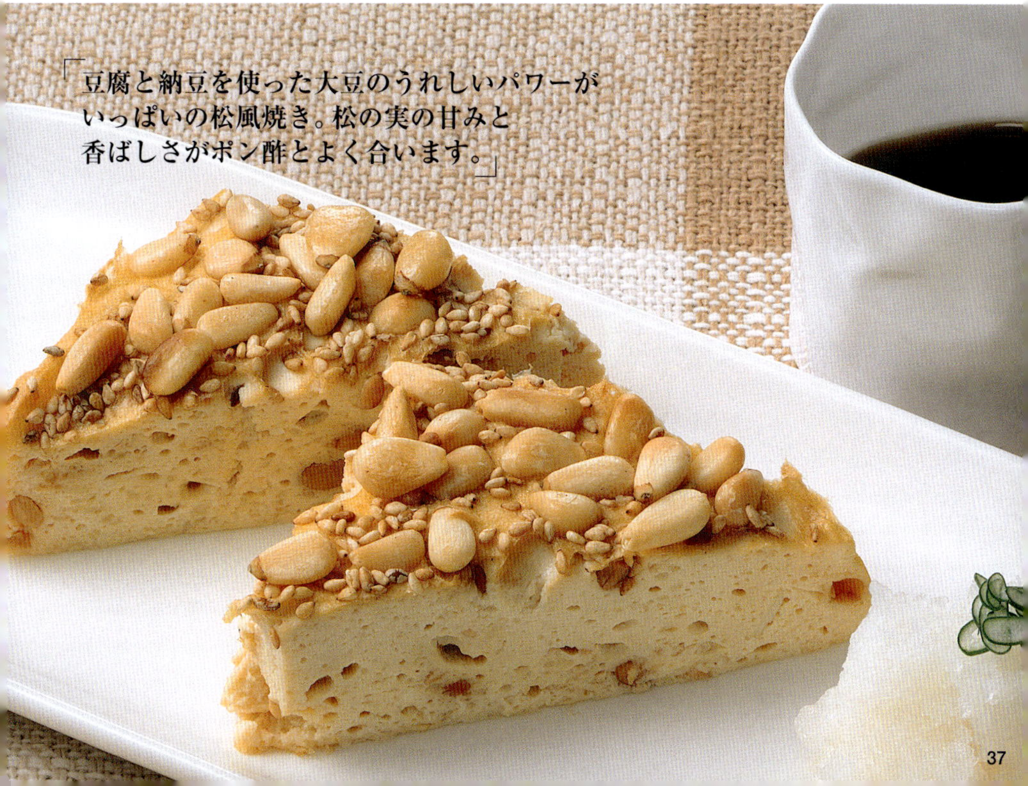

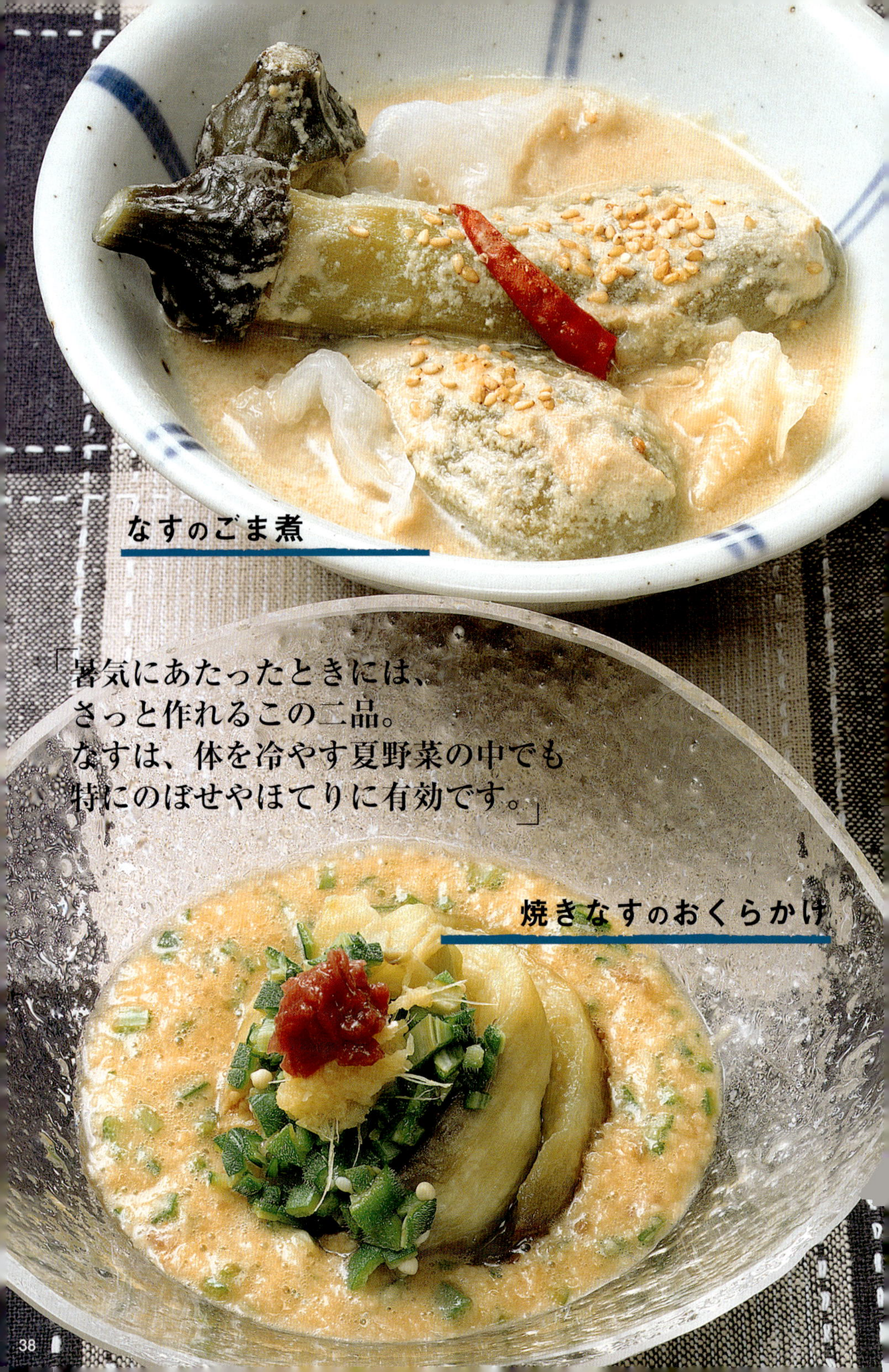

なすのごま煮

「暑気にあたったときには、
さっと作れるこの二品。
なすは、体を冷やす夏野菜の中でも
特にのぼせやほてりに有効です。」

焼きなすのおくらかけ

「肌を潤してお腹もすっきり。
みそとごまの風味は、なすと好相性。」

なすのごま煮

材料（2人分）

なす ……………………… 4本

A
- だし汁 ………… 3/4カップ
- 砂糖 ……………… 小さじ2
- しょうゆ …………… 少々
- とうがらし ………… 1/2本

B
- 西京みそ ……… 大さじ1
- 白ねりごま ……… 大さじ1

白きくらげ ……………… 1g
白いりごま ……………… 少々

薬膳MEMO

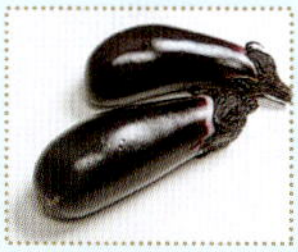

なす
のぼせやほてりを取る。皮の紫色の部分に含まれるナスニンはガンを抑制する。

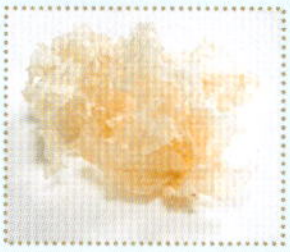

白きくらげ
腸の中を掃除して便秘や肌荒れを防ぎ、中国では美容食として珍重されてきた。せきやのどの痛みにも良い。

作り方

1. なすの皮をむき、Aで煮て味を含ませる。
2. 1にBと白きくらげを加え、さっと煮る。
3. 器に盛り、いりごまをちらす。

「長芋は、胃腸を活発にさせる有機酸を含む梅と
一緒に摂取するとさらに効果を発揮。」

焼きなすのおくらかけ

材料（2人分）

なす ……………… 2本
おくら …………… 4本
しょうが ………… 10g
梅干し ………… 1/2個
長芋 ……………… 30g
しょうゆ ……… 大さじ1

作り方

1. なすは焼いて冷水にとり、皮をむく。
2. おくらは種を取り、みじん切りにする。しょうがはすりおろし、梅干しはほぐす。
3. 2を飾り用に少量取っておき、残りをすりおろした長芋、しょうゆと混ぜ合わせて器に入れ、なすを盛る。
4. 3の上におくら、しょうが、梅干しを飾る。

薬膳MEMO

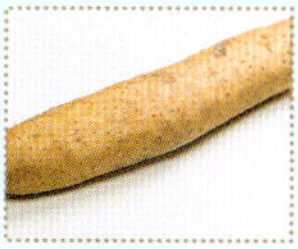

長芋
中国では漢方薬に使われるほど、消化促進作用にすぐれている。滋養強壮におすすめ。

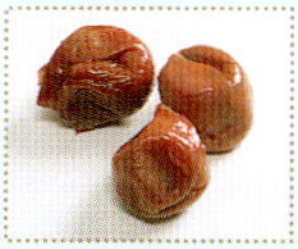

梅干し
クエン酸が体内の疲労物質を分解するので、疲労回復や肩こりに良い。強い殺菌力があるので夏場には取り入れたい食材。

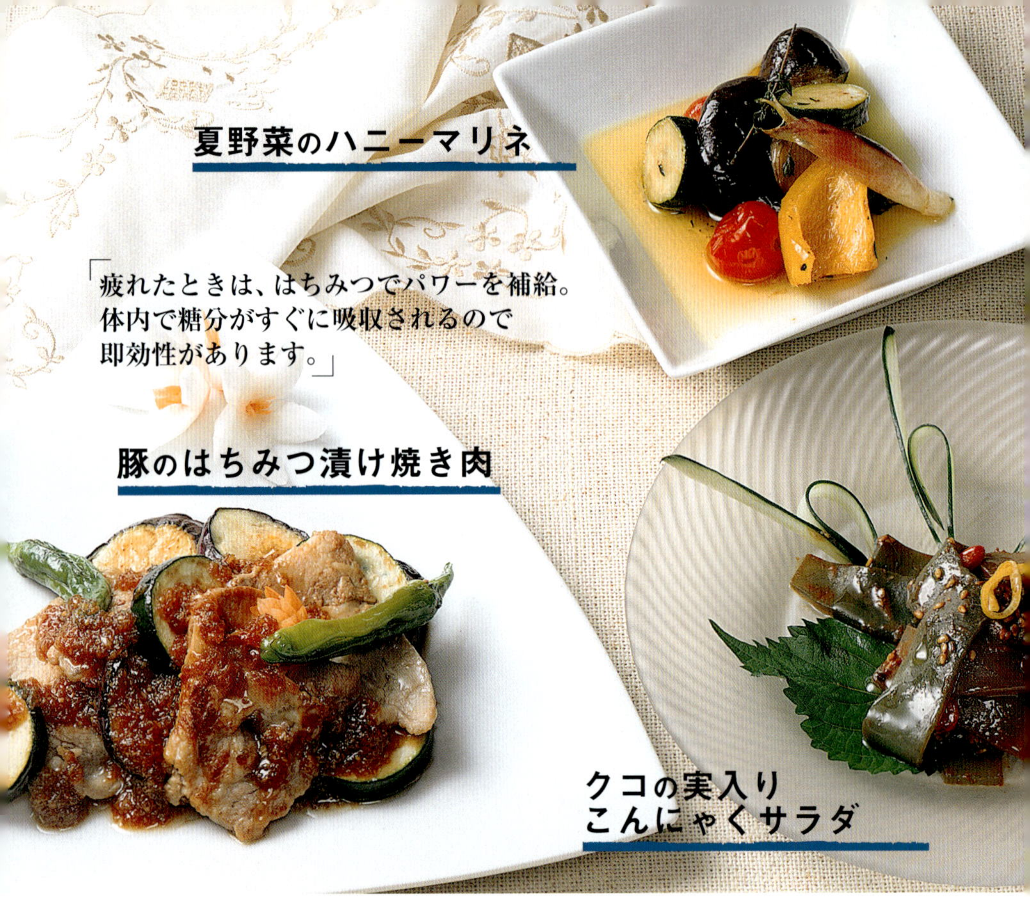
夏野菜のハニーマリネ
「疲れたときは、はちみつでパワーを補給。
体内で糖分がすぐに吸収されるので
即効性があります。」
豚のはちみつ漬け焼き肉
クコの実入り
こんにゃくサラダ

「美肌にいい食材がいっぱいの低カロリーサラダ。」

クコの実入り こんにゃくサラダ

材料（2人分）

さしみこんにゃく …………… 60g
クコの実 ………………… 大さじ1/2

A
- 八丁みそ …………………… 小さじ1
- はちみつ …………… 小さじ1と1/2
- 白すりごま ………… 小さじ1と1/2

作り方

1. こんにゃくは薄切りし、さっと湯通しする。
2. クコの実は水で戻す。
3. Aを混ぜ 1 、2 を和える。

薬膳MEMO

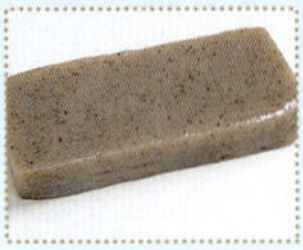

こんにゃく

血糖値の上昇を抑え、コレステロールを下げる。食物繊維が豊富で腸内をきれいにしてくれるダイエット食の代表。

「胃腸を整え、高血圧にも効くヘルシーメニュー。」

豚のはちみつ漬け焼き肉

材料（2人分）

	豚ロース肉（焼き肉用）	300 g
	はちみつ	大さじ3〜4
	ズッキーニ	1/2本
	なす	1本
	ししとう	8本
A	玉ねぎ	1/8個
A	りんご	1/4個
A	しょうが（皮付きすりおろし）	小さじ1
A	にんにく（すりおろし）	小さじ1
A	しょうゆ	1/4カップ
A	みりん	大さじ2
A	酒	大さじ1
	ごま油	1/4カップ
	サラダ油	大さじ1

薬膳MEMO

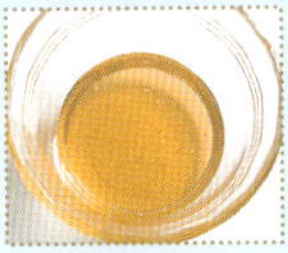

はちみつ
ビタミン、ミネラルが豊富。肺と大腸を潤し、整腸作用も。非常に強い殺菌効果がある。

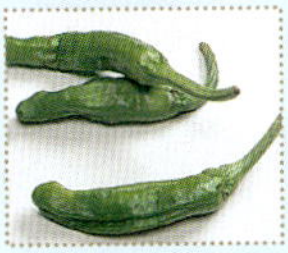

ししとう
ビタミンCはピーマンよりも豊富。整腸効果、血圧降下作用がある。

作り方

1. 豚肉にはちみつをまぶして密封し、2日間おく。
2. ズッキーニ、なすは7〜8mm厚さに切り、ししとうは縦に切り込みを入れる。
3. Aをフードプロセッサーにかけてなめらかにし、鍋に移して沸騰させ、ごま油を加えて混ぜる。
4. 1、2をサラダ油で焼いて3のたれをからめ、器に盛る。

※たれは多めにできるので、冷蔵庫で保存してください

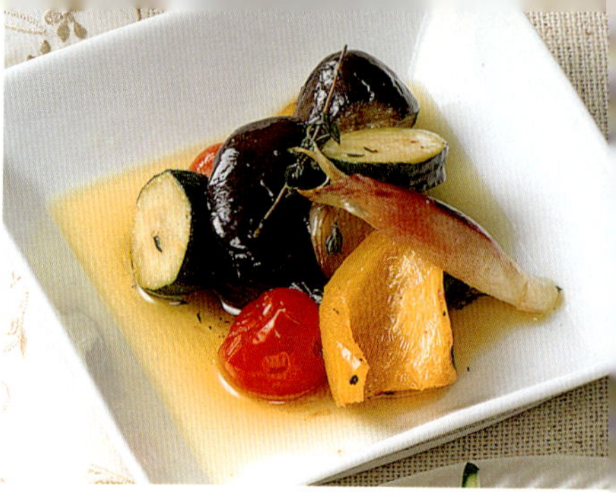

「血行を良くして、体スッキリ。」

夏野菜のハニーマリネ

材料（2人分）

なす	1本
ズッキーニ	1/3本
ミニトマト	4個
パプリカ（黄）	1/3個
みょうが	2個
塩	少々
こしょう	少々
オリーブ油	大さじ2
タイム	3枝

A	白ワイン	大さじ2
	はちみつ	大さじ1
	ワインビネガー	大さじ2
	塩	小さじ1/3
	こしょう	少々

作り方

1. なす、ズッキーニ、ミニトマト、パプリカ、みょうがは食べやすい大きさに切る。
2. 1 に塩、こしょうで調味しオリーブ油をかけ、タイムをのせて200℃のオーブンで5～6分焼く。
3. Aを混ぜ合わせマリネ液を作る。
4. ボールに 2 、3 を入れてしばらく漬け込む。

※はちみつは、タイムかローズマリーのはちみつがよく合います。

薬膳MEMO

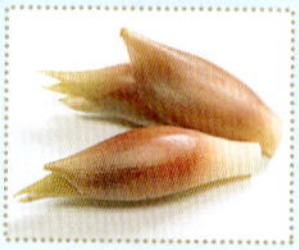

みょうが

体の余分な熱を取って、夏バテ防止に。血流を改善して古い血を除く。

「小豆と緑豆、2つのお豆のいいとこどりで、
体がシャキッと目覚めます。」

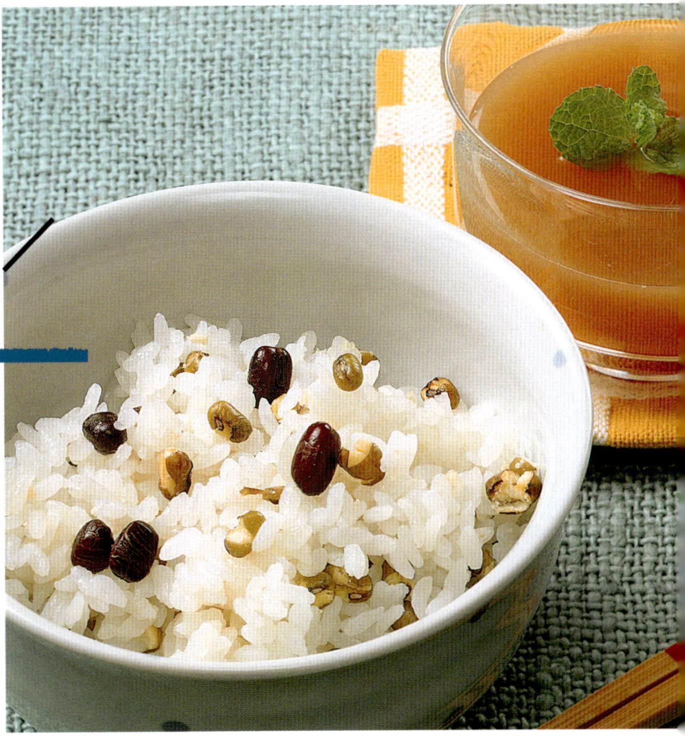

豆まめご飯／豆茶

材料（2人分）

米	1カップ
小豆	大さじ1
緑豆	大さじ1
水	2カップ
はちみつ	適量
水	1.2カップ
塩	少々
ミントの葉	適量

作り方

1. 小豆と緑豆を洗って水につけ約30分おいたら、火にかけて20〜30分煮る。
2. 1 をこして煮汁にはちみつを好みで入れて溶かし、冷やしておく。（豆茶）
3. 米をといで1.2カップの水につけて約30分おき、2 の豆と塩を加えて炊飯する。
4. 2 の煮汁をグラスに注ぎ、ミントの葉を浮かべる。

薬膳MEMO

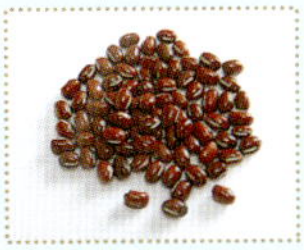

小豆

利尿作用があり、疲労を回復して高血圧や動脈硬化を防ぐ。満腹感が得られるのでダイエットにも効果的。

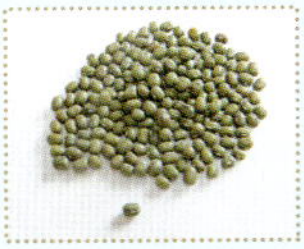

緑豆《リョクトウ》

中国では夏バテ防止によく食べられる。体の熱とむくみを取り、口の渇きをいやす。

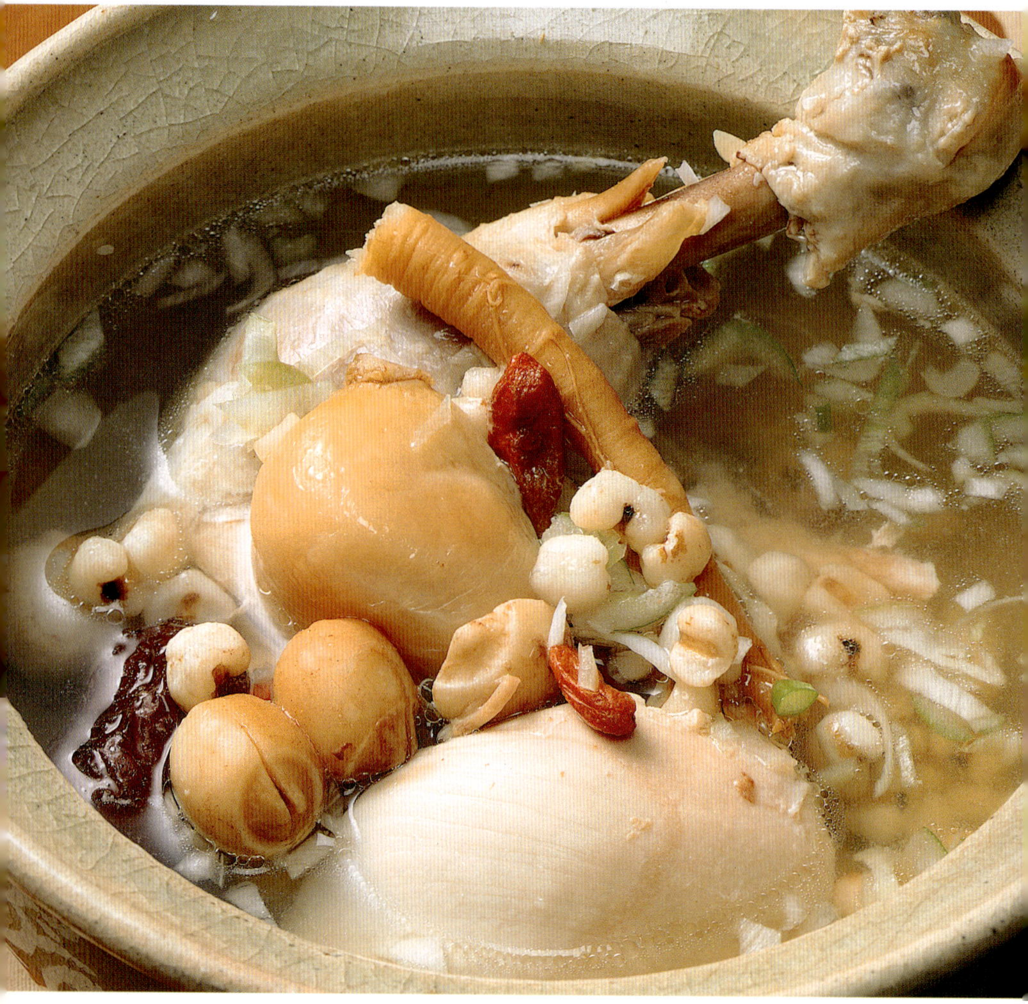

「不老長寿の妙薬として名高い高麗人参をはじめとした
薬膳効果の高い食材がぎっしり入った韓国の宮廷料理。
贅沢な味わいのスープを飲めば、夏の疲れもいやされます。」

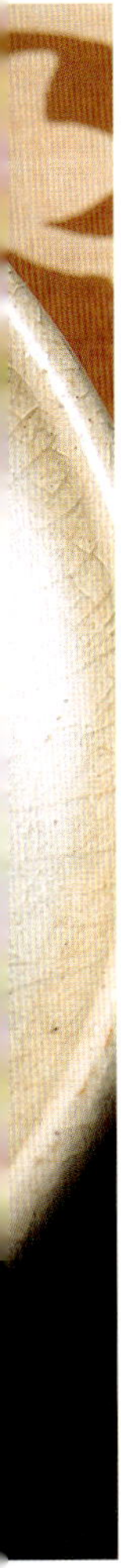

参《サム》鶏《ゲ》湯《タン》

材料（2人分）

鶏		1羽
紹興酒		大さじ2
水		4カップ
A	高麗人参	1本
	なつめ	4個
	クコの実	大さじ1/2
	はと麦	大さじ2
	蓮の実	10個
	長ねぎ	1/2本
	しょうが（薄切り）	2〜3枚
	塩	小さじ1/2

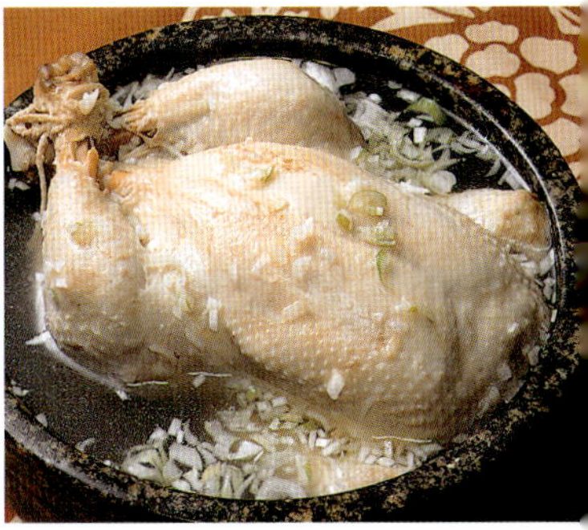

作り方

1. 鶏1羽はきれいに洗い、紹興酒をふりかける。
2. 鍋に水、Aを入れて約1時間煮込んで味をととのえる。
3. 鶏肉をさばいて中身の具と共に器に盛る。

薬膳MEMO

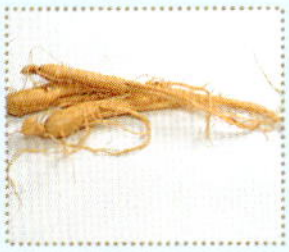

高麗人参

人間が本来持っている自然治癒力を高め病気を予防するといわれる。滋養強壮に良く、冷え性、更年期障害などを防ぐ。

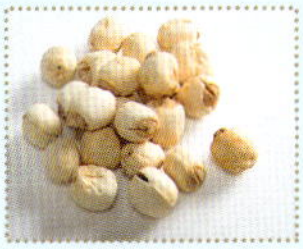

蓮の実

胃腸の働きを高め食欲を増進させる。精神を落ち着かせ、不眠症や婦人病に効く。

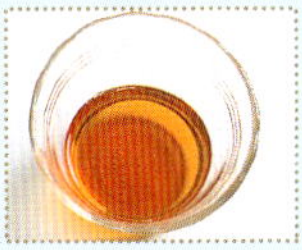

紹興酒

中国では4000年以上も前から醸造されていた。もち米を主原料に、甘草や陳皮、肉桂などの薬材を入れて発酵させる。

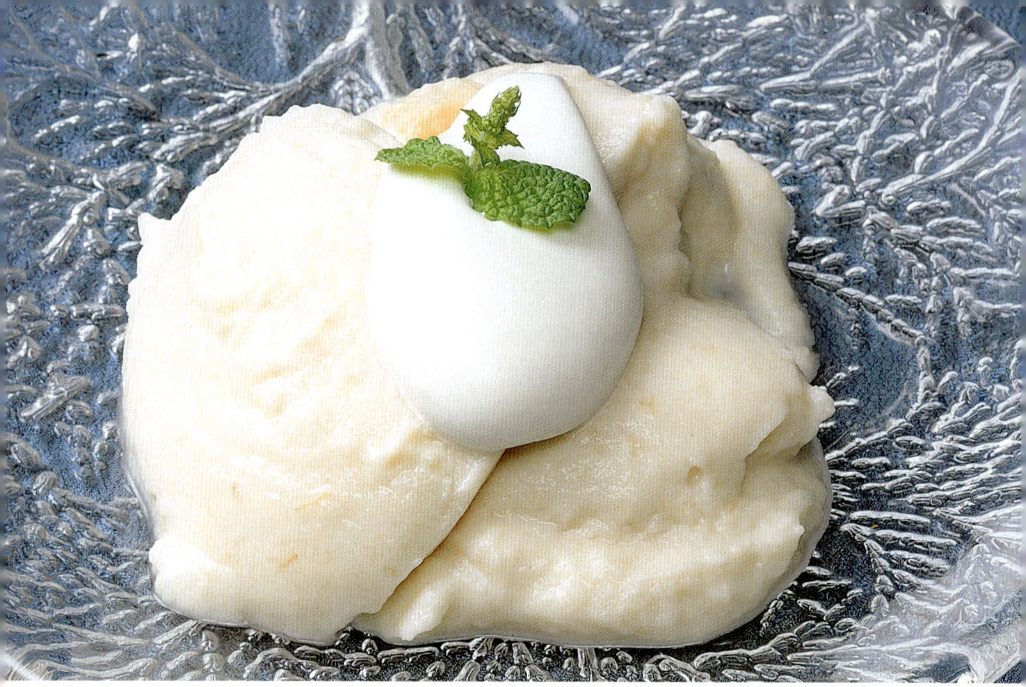

「寒天でお腹すっきり、肥満を防止。
美しさを保ってくれるとっておきのデザートです。」

豆乳桃寒天

材料（2人分）

粉寒天 …………………… 5g
水 ………………… 大さじ3
桃 …………………… 1/2個
レモン汁 ……… 小さじ1/2

砂糖 ……………… 大さじ2
豆乳 ……………… 1/2カップ
生クリーム …… 1/2カップ

生クリーム（飾り用）…. 少々
ミントの葉 ………… 少々

作り方

1. 粉寒天と水を鍋に入れ、火にかけて沸騰させる。
2. 桃はフードプロセッサーにかけピューレ状にして、レモン汁を加える。
3. 1 に砂糖を入れ、温めた豆乳と 2 を加え、粗熱を取り生クリームを加える。
4. バットに 3 を流し、冷やしかためる。
5. 4 をスプーンですくって器に盛りつけ、泡立てた生クリームとミントの葉を飾る。

※生クリームの代わりにココナッツミルクを入れるのもおすすめです

薬膳MEMO

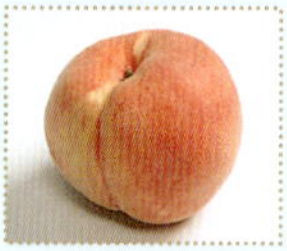

桃

中国で3000年前から栽培されていたといわれる長寿のシンボル。美肌づくりの強い味方。

夏 summer

長芋ゼリー 山《サン》楂《ザ》子《シ》ソースがけ

材料（2人分）

長芋（すりおろし）	100g
粉寒天	4g
水	400cc
はちみつ	大さじ3
山楂子	60g
水	100cc

薬膳MEMO

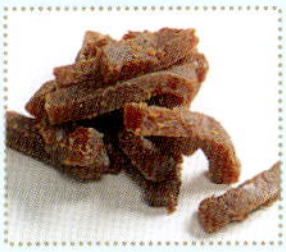

山《サン》楂《ザ》子《シ》

消化不良、肥満を防ぐ。鎮痛、殺菌作用があり、精神を安定させる。山楂子の赤い果実を乾燥させて棒状にしたタイプはお茶うけにも好まれる。

作り方

1. 粉寒天と水を鍋に入れて火にかけ、はちみつを加え混ぜて冷やす。
2. 1 にすりおろした長芋を加え混ぜ、型に流して冷やしかためる。
3. 山楂子を100ccの水にしばらくつけた後、そのまま鍋に移して煮溶かしソースを作る。
4. 器に切り分けた 2 を入れ、3 のソースをかける。

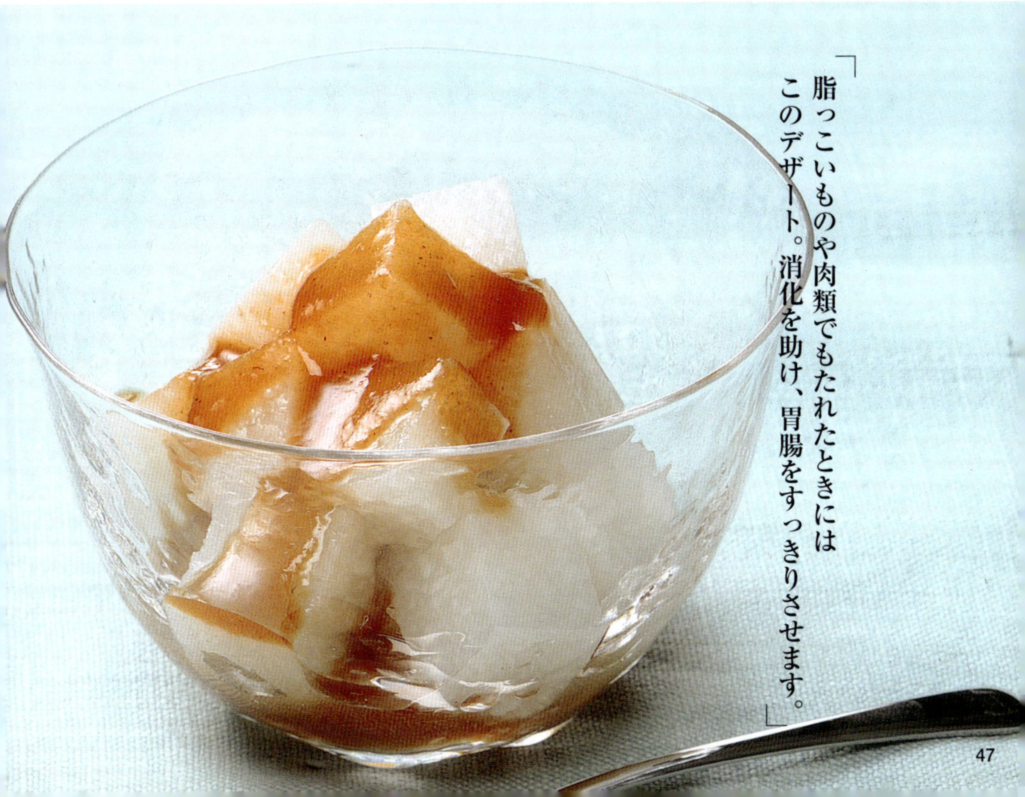

「脂っこいものや肉類でもたれたときには
このデザート。消化を助け、胃腸をすっきりさせます。」

AUTUMN

秋の薬膳

実りの秋は、食べ物がいっそうおいしく感じられる季節。

ただ、夏の疲れが残っている場合があるので、

体を温める食材で体調を整え、

乾燥した空気から肺や呼吸器を守ることが大切。

冬に備えてエネルギーを貯えましょう。

里芋と ほうれん草の キッシュ

「栄養バランスのとれた、
女性にうれしい健康美容メニュー。」

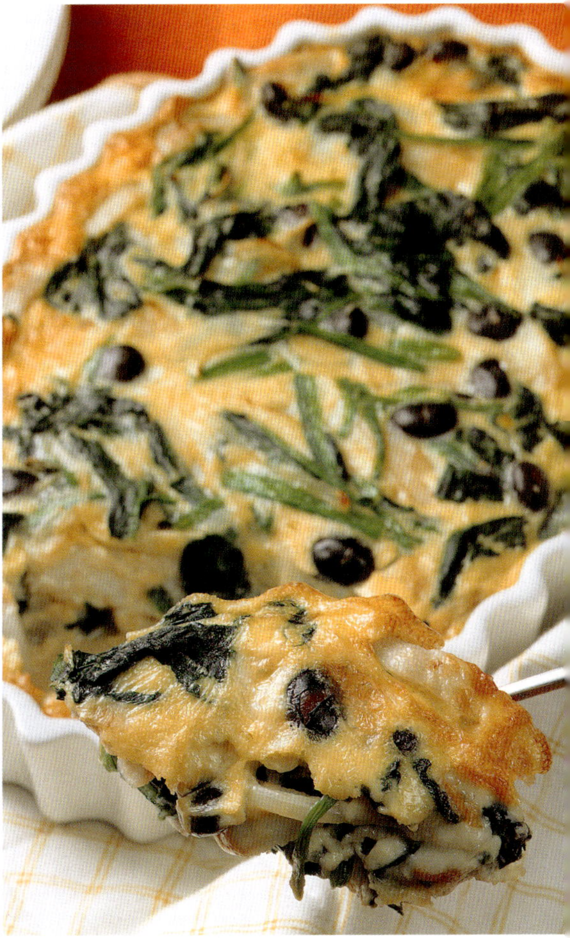

材料（2人分）

	里芋	200 g
	ほうれん草	200 g
	たら	1切れ
	黒豆（ゆで）	大さじ2
	塩	少々
	こしょう	少々
	バター	10 g
A	卵	2個
A	豆乳	1カップ
A	生クリーム	大さじ2

作り方

1. 里芋は皮をむき5mm厚さの輪切りにして塩もみし、ゆでて塩、こしょうで調味する。
2. ほうれん草は3〜4cm長さに切り、半量のバターでさっと炒める。
3. 器に残りのバターを塗り、里芋をしき、Aの材料を混ぜ合わせてかけ、ほうれん草、ひと口大に切ったたら、黒豆を入れ180℃のオーブンで約25分焼く。

薬膳MEMO

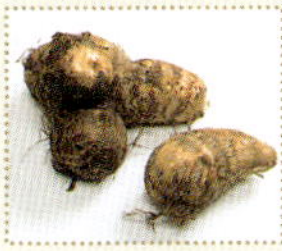

里芋
食物繊維が豊富で低カロリー。ぬめり成分が胃腸を保護して消化を促す。炎症を抑えるので風邪気味のときに良い。

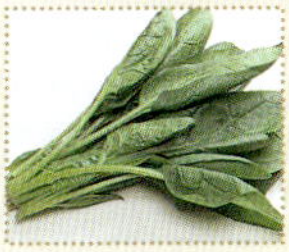

ほうれん草
女性に多い貧血や更年期障害に効果的。豊富に含まれるビタミンCやカロテンは成人病を予防する。

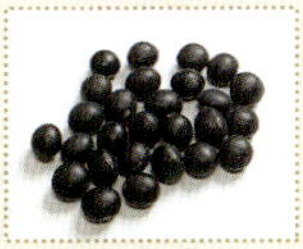

黒豆
大豆の1.5倍も含まれるイソフラボンは、女性ホルモンを安定させ生理不順や偏頭痛を改善する。

さんまとじゃがいもの くちなしタルタルソース

材料（2人分）

さんま	2尾
塩	少々
こしょう	少々
しょうが汁	小さじ2
薄力粉	少々
サラダ油	大さじ1
アスパラガス	2本
じゃがいも	200 g
柿	1個
バター	10 g
くちなしの実	1/2個
湯	少々

A	ゆで卵	1/2個
	玉ねぎ（みじん切り）	大さじ1
	ピクルス（みじん切り）	1/2本
	マヨネーズ	大さじ2
	生クリーム	小さじ2
	パセリ（みじん切り）	少々

薬膳MEMO

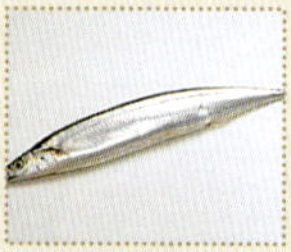

さんま

安くておいしい庶民の味方。弾力があって、背は青く腹は白いものを選ぶのがこつ。夏バテ回復に効果的。

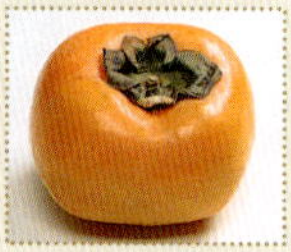

柿

のどの渇き、肺を潤す。ビタミンCはみかんの約2倍、1個で1日に必要な量が摂取できる。

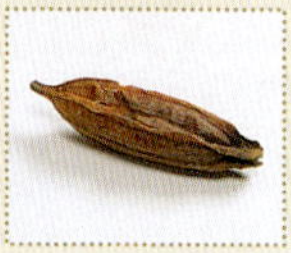

くちなしの実

消炎、止血作用があり、気分を落ち着ける。黄色く染める着色料としても使われる。

作り方

1. さんまは3枚におろして小骨を取り、4つに切って塩、こしょうで調味し、しょうが汁をまぶし薄力粉をふって、サラダ油を熱したフライパンで焼く。
2. アスパラガスは塩ゆでし、4cm長さに切る。
3. じゃがいもは拍子木切りにし、ゆでて半量のバターでソテーする。
4. 柿は拍子木に切り、残りのバターでさっとソテーする。
5. くちなしの実は半分に切り、少量の湯に浸して色を出してこす。
6. Aをよく混ぜ、5を加えタルタルソースを作る。
7. さんまと野菜を器に盛り、6のタルタルソースをかける。

秋 autumn

「秋は体の中もお肌も乾燥しがち。肺を潤す
ヘルシーメニューでみずみずしさを保ちましょう。
秋の味覚・さんまと柿の風味が楽しめます。」

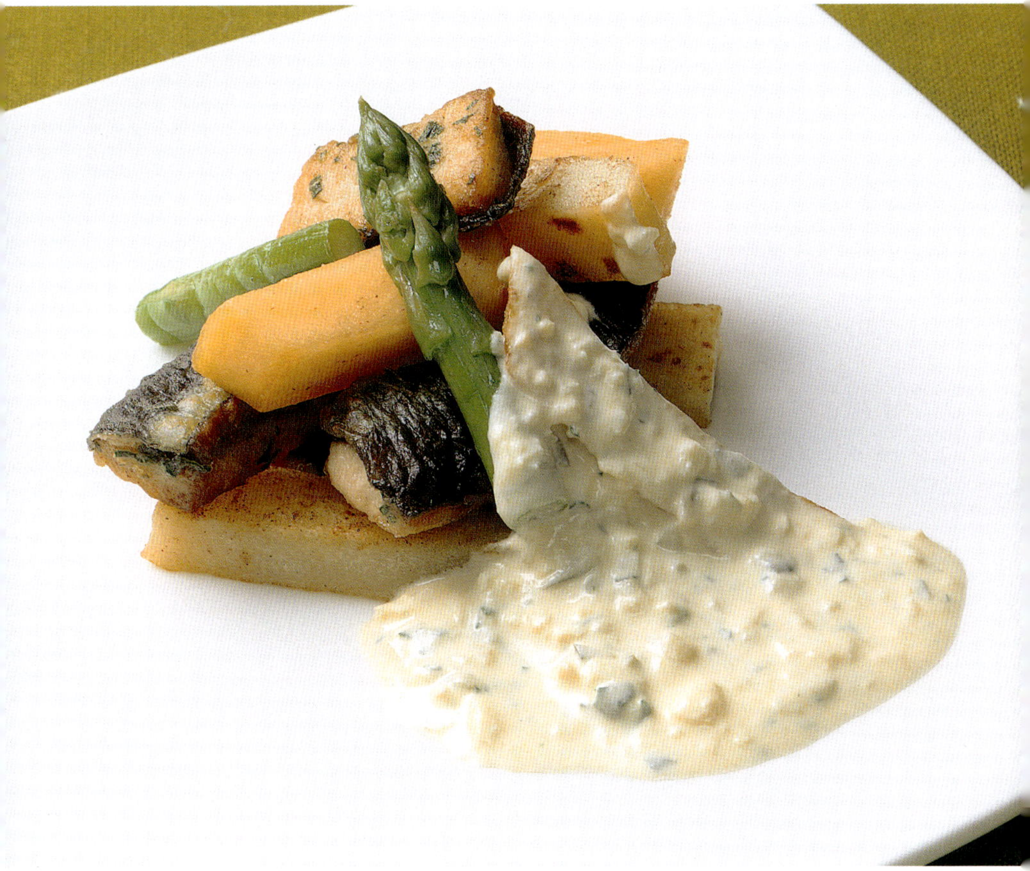

「鶏肉はコラーゲンが豊富。はちみつや
なつめとの相乗効果で美肌が期待できます。」

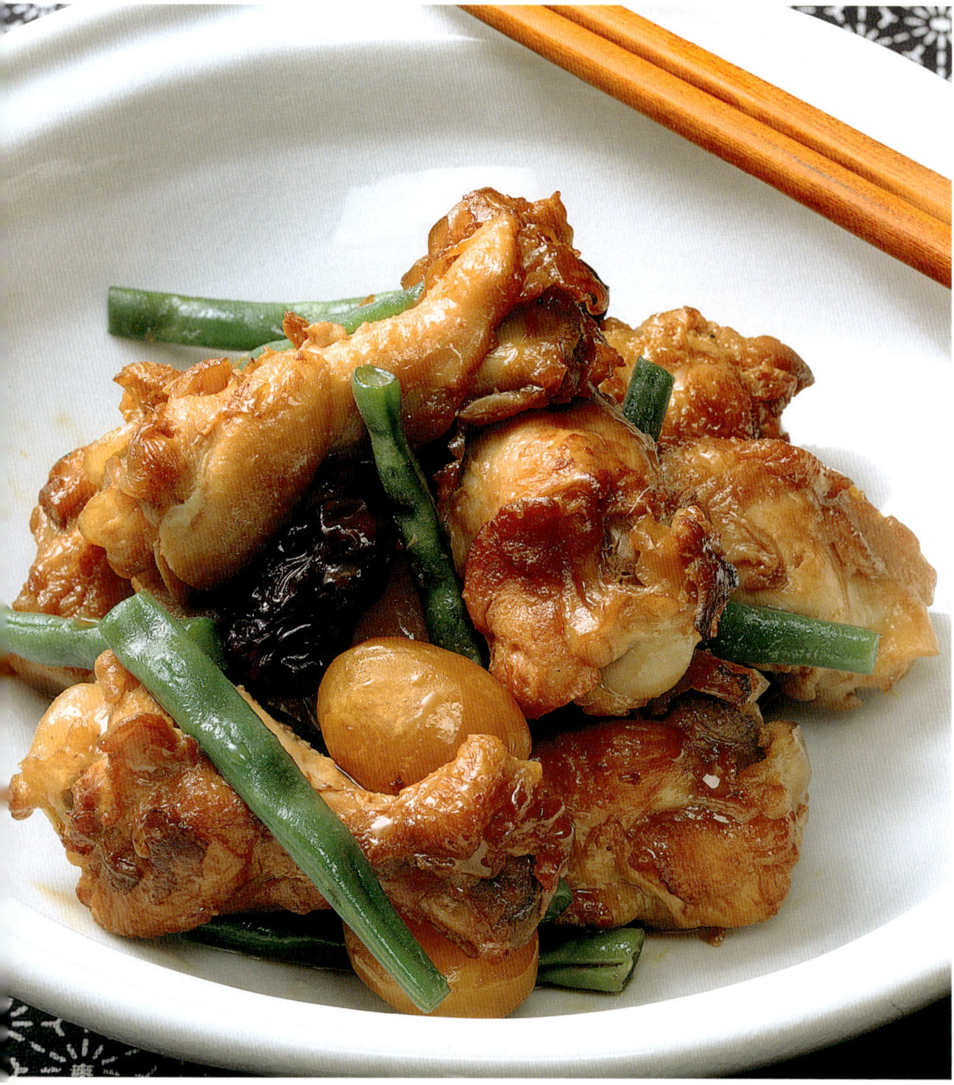

秋 autumn

鶏手羽元と栗の薬膳煮

材料（2人分）

鶏手羽元 ………………… 8本
長ねぎ ………………… 10cm
サラダ油 ………… 大さじ1

栗甘露煮 ……………… 4個
さやいんげん ………… 6本

A
- 八角 …………… 1かけ
- なつめ …………… 4個
- はちみつ ……… 大さじ1
- しょうゆ ……… 大さじ1
- 紹興酒 ………… 大さじ1
- 水 ……………… 大さじ2

※栗は生栗を使用してもよいでしょう

作り方

1. 圧力鍋にサラダ油を熱し、鶏手羽元とぶつ切りにした長ねぎを炒める。
2. 1 にAを入れ、7分加圧し、自然冷却させる。
3. ふたをあけて栗を加えて煮ふくめる。
4. さやいんげんをゆでて切り、3 と盛り合わせる。

薬膳MEMO

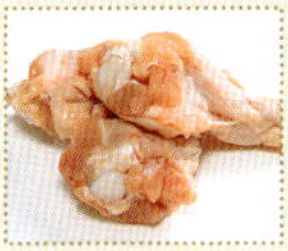

鶏手羽元
鶏肉の中でもコラーゲンの多い部位。加齢とともに失われる肌のハリを取り戻す。

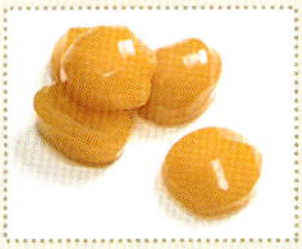

栗
腎機能を高めて骨や筋肉を強くする。血行を良くし、脳の働きの活性化や老化防止に役立つ。

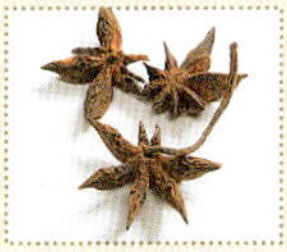

八角《ハッカク》
実の部分が八角形の星形をしている中華料理には欠かせない香辛料。肉の臭みを消し、食欲を増進させる。

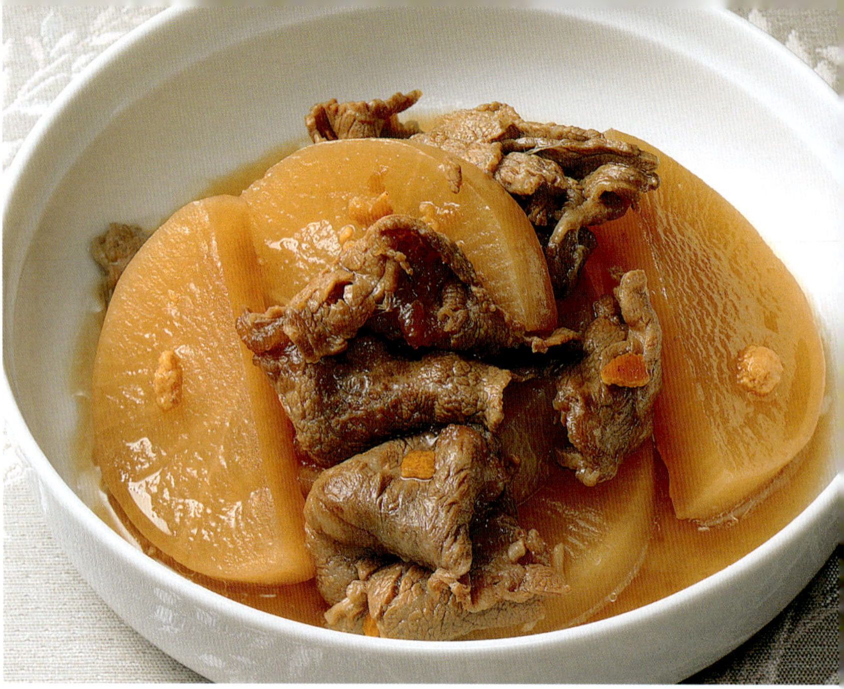

「夏の疲れが胃腸の調子に現れはじめたら、
牛肉と大根を摂りましょう。陳皮はせきやたんを抑えます。」

牛肉と大根の陳《チン》皮《ピ》煮込み

材料（2人分）

牛肉薄切り……………… 150g
大根………………………… 1/6本
だし汁…………………… 3カップ

A
- 酒…………………… 大さじ2
- 薄口しょうゆ…… 大さじ2
- 三温糖…………… 大さじ2

陳皮………………………… 10g

作り方

1. 牛肉は3～4cm長さに切る。
2. 大根は皮をむき、1.5cm厚さの半月に切る。
3. 鍋に 1 、2 を入れて、だし汁を加えて煮る。
4. アクを取り、A、陳皮を加えて約20分煮る。

薬膳MEMO

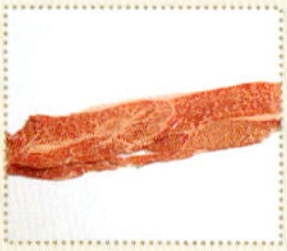

牛肉
肉類に含まれるヘム鉄は、野菜に比べて体に吸収されやすい。特に牛肉の赤身は他の肉類よりも豊富。

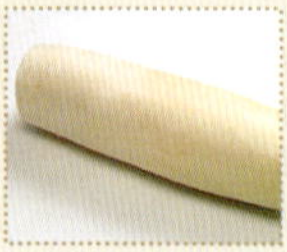

大根
消化酵素ジアスターゼが豊富に含まれていて、辛味成分が胃液の分泌を促すので消化促進に効果がある。

「人気の中国野菜、ちんげん菜はビタミンの宝庫。
油で炒めると栄養が吸収されやすくなります。」

青菜炒め

材料（2人分）

ちんげん菜	300g
にんにく	1かけ
長ねぎ	10cm
サラダ油	大さじ1
塩	小さじ1/2弱

薬膳MEMO

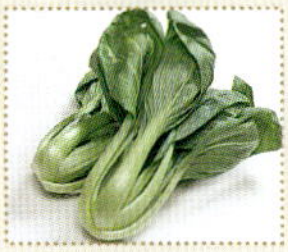

ちんげん菜
アクが少ないので下ゆでせずに使えて便利。骨を丈夫にし、胃のむかつきや二日酔いにも良い。

作り方

1. ちんげん菜は4cm長さに切る。
2. にんにく、長ねぎはみじん切りにする。
3. 中華鍋にサラダ油を熱し、にんにくを入れ香りがたったら長ねぎを入れ塩で調味し、1 を加え手早く炒める。

※空心菜、小松菜など他の野菜でも同様に作ってみてください

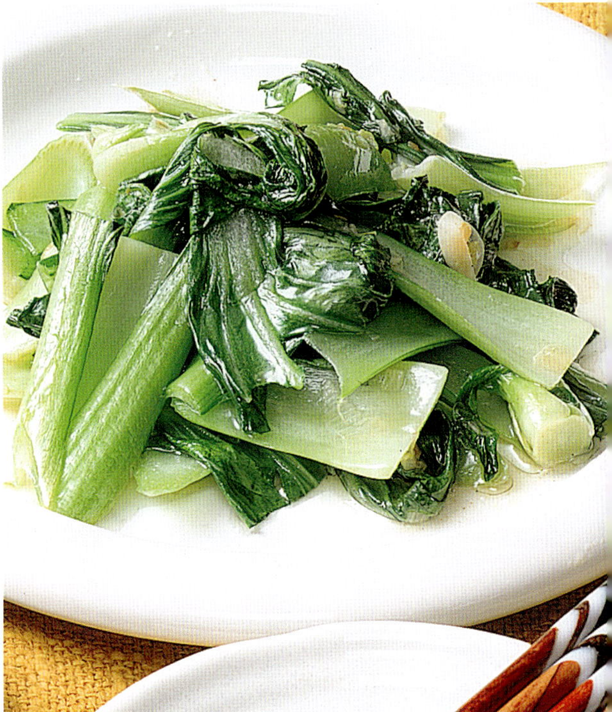

「ハーブのさわやかな香りが
旬の鮭を引き立てるグリル料理。
元気と若々しさを取り戻しましょう。」

サーモンの香草焼き

材料（2人分）

生鮭 …………………… 2切れ
塩 ………………………… 少々
こしょう ……………… 少々

A	ローズマリー …………	1枝
	松の実 …………	大さじ2
	オリーブ油 ………	大さじ1
	塩 ………………	小さじ1/4
	こしょう ………………	少々

作り方

1. 鮭に塩、こしょうして、しばらくおいておく。
2. Aの材料をフードプロセッサーにかけてなめらかにする。
3. 1 の水気を取って上面に 2 を塗り、220℃のオーブンで7〜8分焼く。

薬膳MEMO

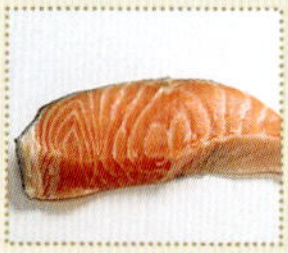

鮭

他の魚と比べてビタミン群が多いため、たんぱく質が消化吸収されやすい。さらに鮭の脂肪には、悪玉コレステロールを減らし動脈硬化を予防するEPAが多い。

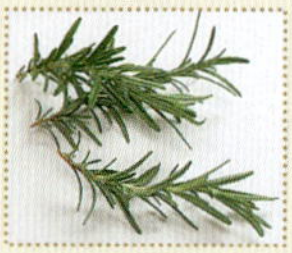

ローズマリー

脳神経を刺激して心身の機能を高める「若返りのハーブ」として人気。頭痛を和らげ気持ちを落ち着かせる。

秋 autumn

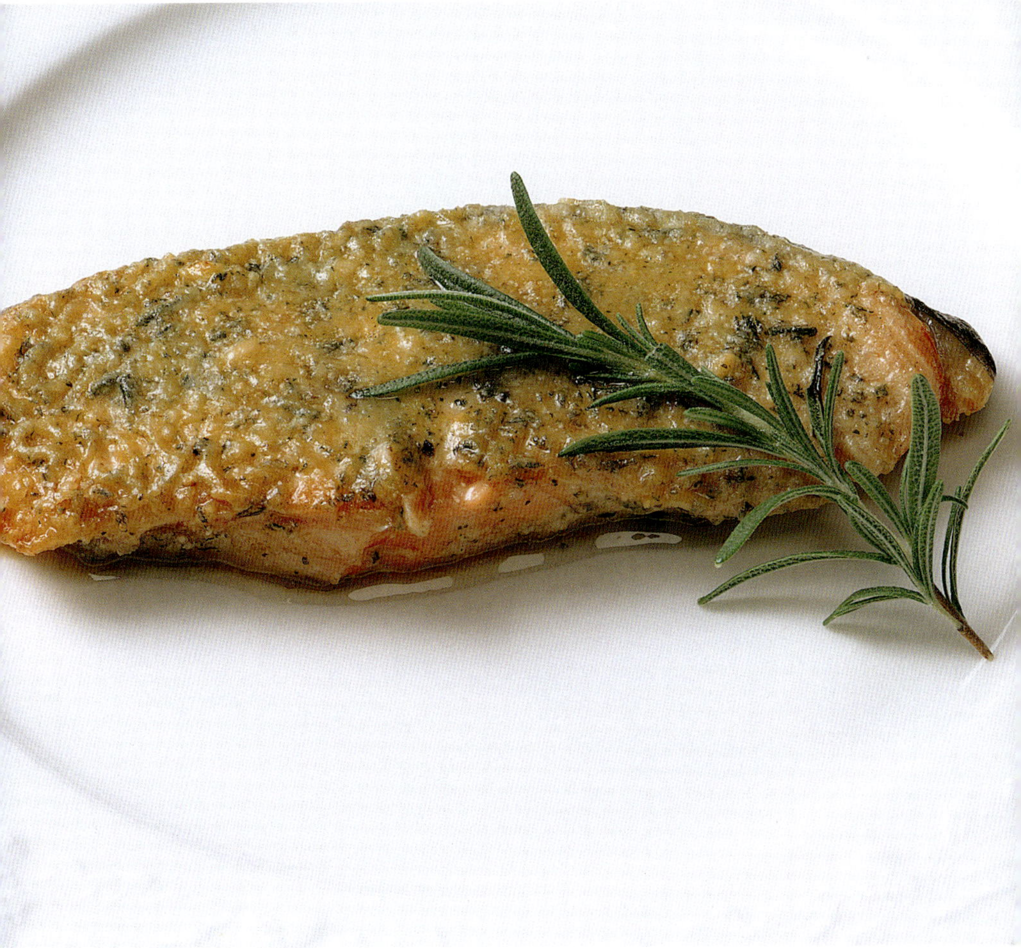

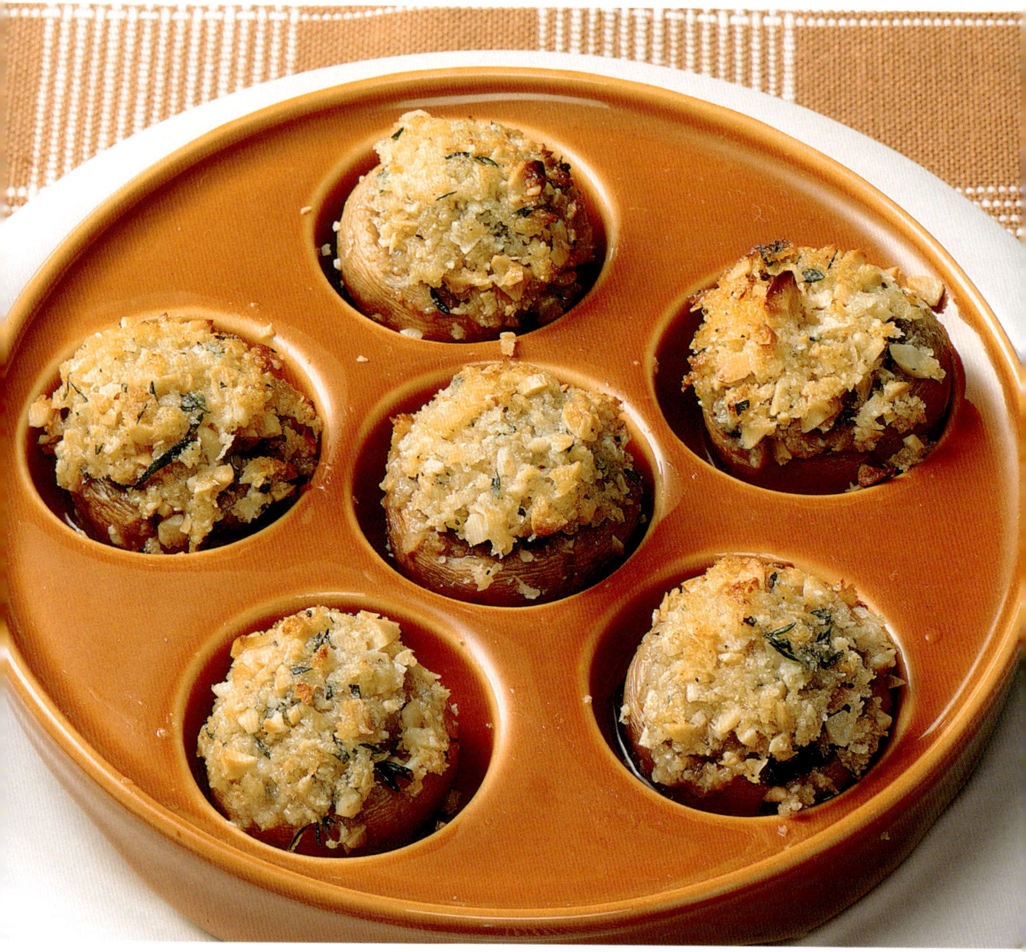

「ころんとした形のシャンピニオン（マッシュルーム）を
エスカルゴにみたてたアイデア料理。」

シャンピニオンのエスカルゴ風

材料（2人分）

マッシュルーム（シャンピニオン） ……………… 6個

A
- アーモンドスライス（くだいたもの）…… 大さじ1
- パン粉 ……………………………… 大さじ1
- タイム ……………………………… 適量
- オリーブ油 ………………………… 大さじ1
- 塩 …………………………………… 少々
- こしょう …………………………… 少々

バター ……………………………… 大さじ1

作り方

1. マッシュルームは、じくを取り除く。
2. マッシュルームのじくをみじん切りにし、Aと混ぜ合わせる。
3. 1に2を詰めバターをのせて、180℃のオーブンで7～8分焼く。

薬膳MEMO

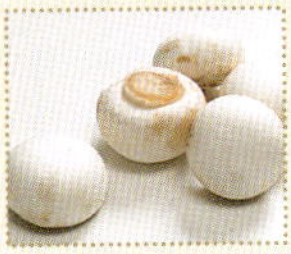

マッシュルーム
脂質の代謝を活発にして肥満を防止。口臭予防効果も注目されている。

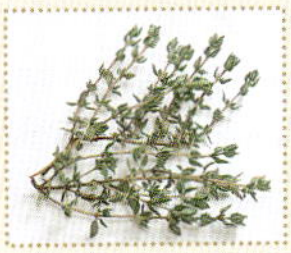

タイム
すがすがしい香りを持ち抗菌作用に優れ、アレルギー性鼻炎やせき、のどの痛みに効く。

大根の器蒸し

材料（2人分）

	大根	約10cm
	豚ロース肉	100g
	れんこん	100g
	きくらげ（乾燥）	小さじ1強
	長ねぎ（みじん切り）	大さじ1
A	長ねぎ（みじん切り）	小さじ1
	にんにく（みじん切り）	小さじ1/2
	しょうが（みじん切り）	小さじ1
	とうがらし	1/2本
B	A	小さじ1
	酒	小さじ1
	かたくり粉	小さじ1/2
C	しょうゆ	大さじ2
	ごま油	小さじ1
	酒	大さじ1
	みりん	小さじ1

作り方

1. 大根は半分に切りスプーンでくり抜いて器にし、さっとゆでる。これを2つ作る。
2. 豚ロース肉は5mm角にする。れんこんは皮をむき、半量を粗みじん、残りはすりおろす。
3. きくらげは水で戻し、石づきを取ってせん切りにする。
4. 2、3、長ねぎ、Bを混ぜ合わせ、大根の器に入れ15～20分蒸す。
5. Cを鍋に入れひと煮立ちさせ、Aを加えてたれを作り4にかける。

薬膳MEMO

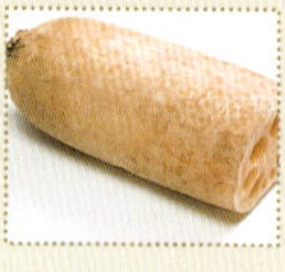

れんこん
ビタミンCはレモンに匹敵するほどで、疲労回復や美肌に良い。二日酔いやたばこの吸い過ぎにも有効。

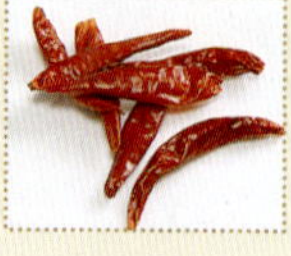

とうがらし
辛み成分のカプサイシンが代謝を促し脂肪を燃焼させる。ダイエットに効果的だが、食べ過ぎは胃の粘膜を傷つけるので要注意。

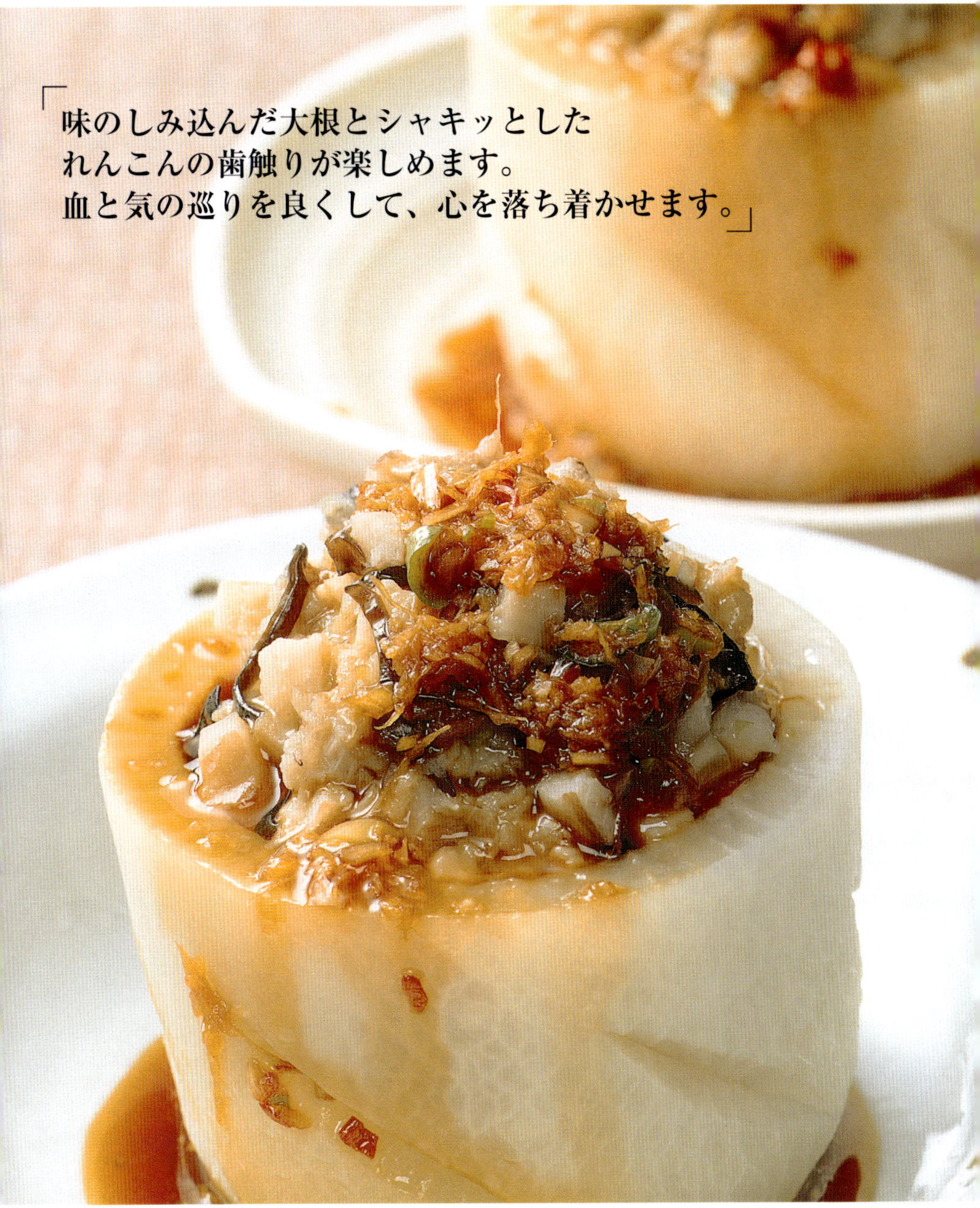

「味のしみ込んだ大根とシャキッとした
れんこんの歯触りが楽しめます。
血と気の巡りを良くして、心を落ち着かせます。」

「海の幸、山の幸がひとつになった一品。
夏の日差しで疲れたお肌をいやしましょう。」

ほたての貝殻焼き

材料（2人分）

ほたて（殻付き）………………… 2枚

A	みそ …………………	小さじ2
	酒 …………………	小さじ1
	みりん …………………	小さじ2

長ねぎ ………………… 1/2本
しめじ ………………… 1/2パック
みつば ………………… 少々

薬膳MEMO

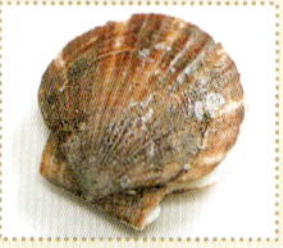

ほたて
タウリンが動脈硬化や血糖値の上昇、視力の低下を抑える。

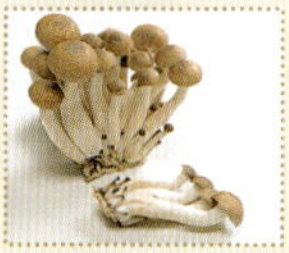

しめじ
低脂肪・高タンパク、その上ミネラルが豊富。貧血を予防する。

作り方

1. ほたての殻はよく洗って１枚はずす。
2. Aの材料を合わせて １ のほたてにかける。
3. ２ に斜め切りした長ねぎ、石づきを取ったしめじをのせ、200℃のオーブンで5～6分焼き、みつばをのせる。

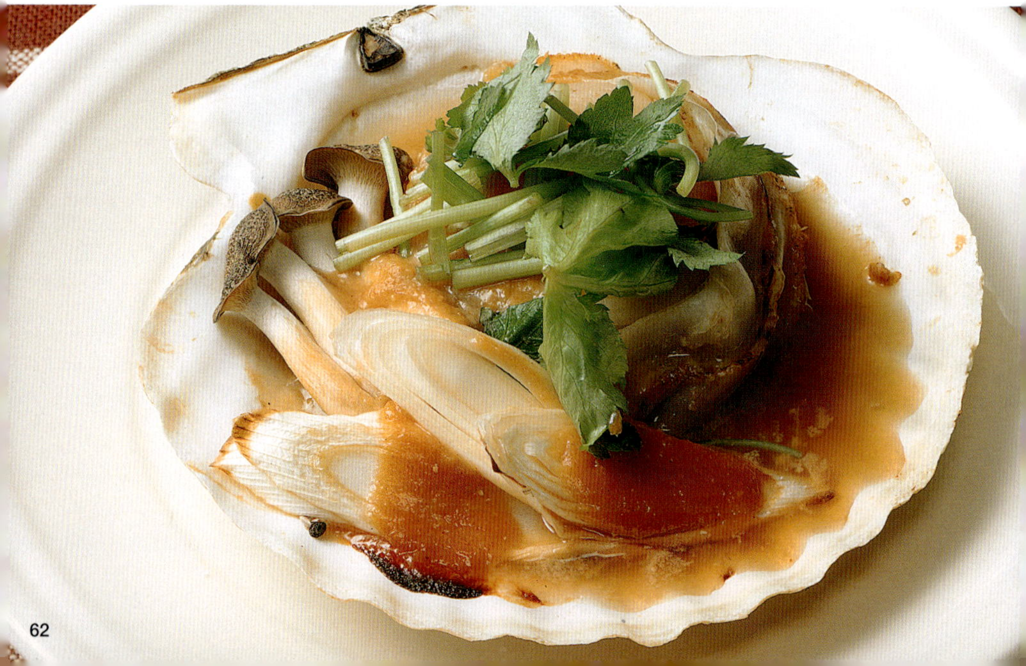

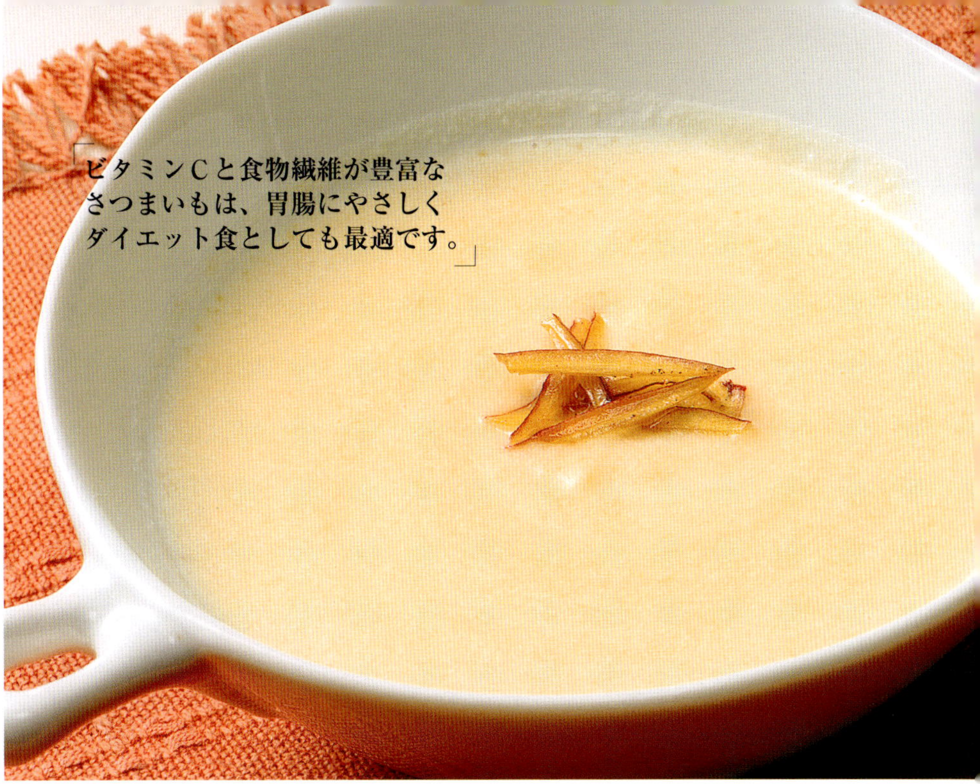
「ビタミンCと食物繊維が豊富な
さつまいもは、胃腸にやさしく
ダイエット食としても最適です。」

さつまいものスープ

材料（2人分）

さつまいも（正味）	200 g
ブイヨンスープ	1カップ
豆乳	3/4カップ
塩	小さじ1/3
こしょう	少々
生クリーム	1/4カップ
さつまいもの皮	少々

薬膳MEMO

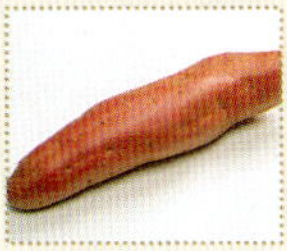

さつまいも

低脂肪・高たんぱく、その上ミネラルが豊富。貧血を予防する。

作り方

1. さつまいもは厚めに皮をむいてひと口大に切り、水にさらしてアクを抜きゆでる。皮は少量とっておく。
2. 1を裏ごししてブイヨンスープと豆乳を加え温め、塩、こしょうで調味する。
3. 2に生クリームを入れて仕上げる。
4. さつまいもの皮は細くきざみ、さっと油で揚げ、器に注いだスープに浮かべる。

長芋ときのこのソテー

材料（2人分）

長芋	100 g
パプリカ（黄）	1/8個
しめじ	1/2パック
エリンギ	1/2本
生しいたけ	2枚
ベーコン	2枚
ブロッコリー	30 g
オリーブ油	大さじ1
にんにく（スライス）	1かけ

A	黒酢	大さじ1
	しょうゆ	小さじ1
	白ワイン	小さじ1
	塩	少々
	こしょう	少々

作り方

1. 長芋は半月形に、パプリカは拍子木切りにする。きのこ類は石づきを取り、しめじはほぐし、エリンギ、しいたけはスライスする。
2. ベーコンは2cm幅に切る。ブロッコリーはゆでておく。
3. オリーブ油を熱し、スライスしたにんにくを炒めて取り出し、ベーコン、野菜、きのこ類の順に炒める。最後にブロッコリーを入れる。
4. 3にAを加え調味し器に盛り、にんにくのスライスを飾る。

薬膳MEMO

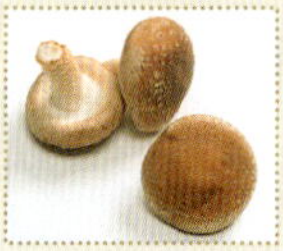

生しいたけ

血圧や血液中のコレステロールを下げる。抗がん、抗ウイルス食品としても注目されている。

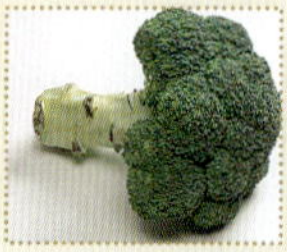

ブロッコリー

ビタミンCが豊富だが、熱に弱いのでゆですぎに注意。肌を美しく保ち、動脈硬化や便秘を予防。

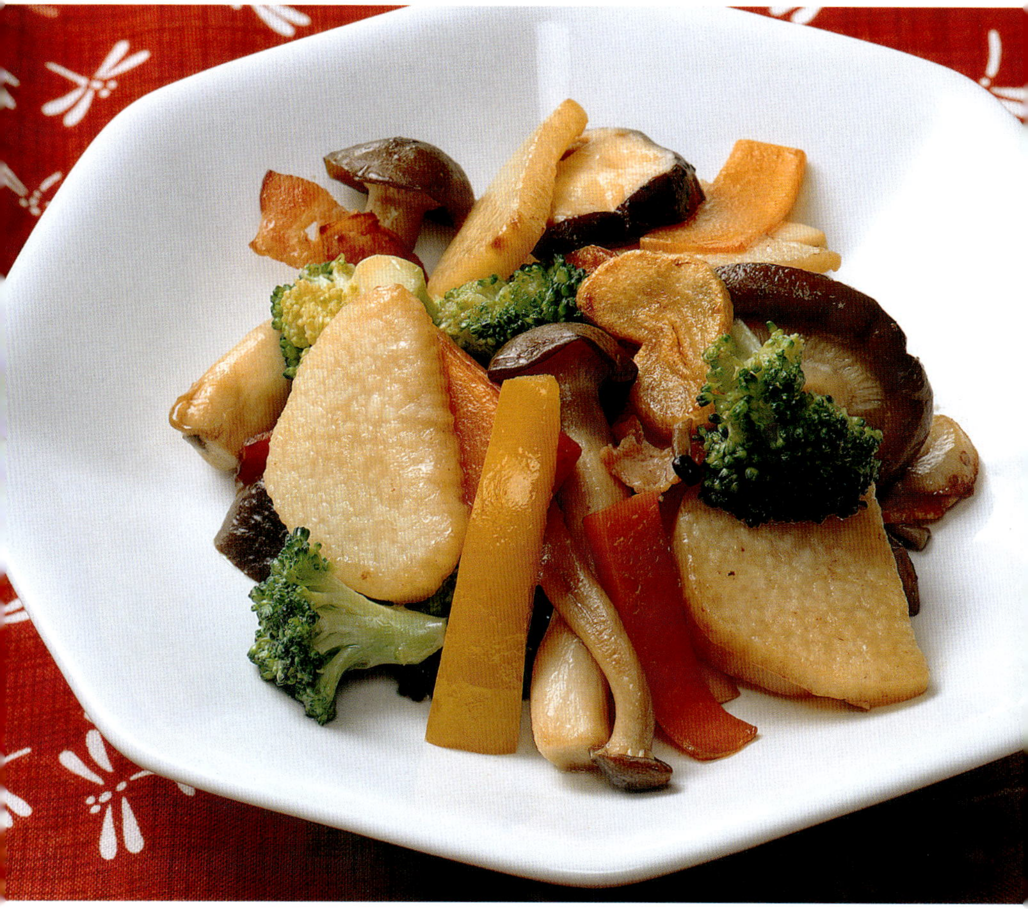

「きのこたっぷりの血液サラサラメニュー。
黒酢の香りが食欲をそそります。」

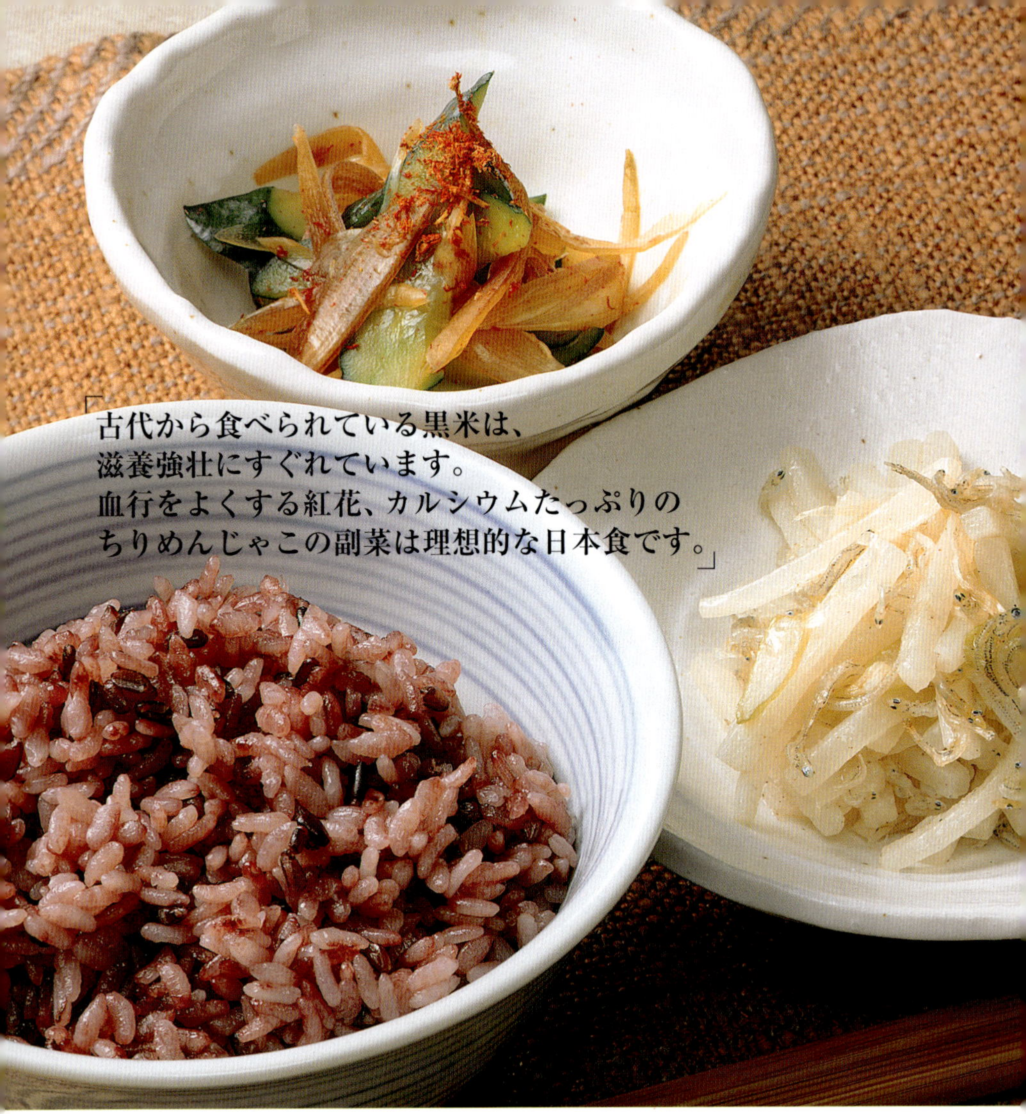

「古代から食べられている黒米は、
滋養強壮にすぐれています。
血行をよくする紅花、カルシウムたっぷりの
ちりめんじゃこの副菜は理想的な日本食です。」

黒《クロ》米《マイ》ご飯／大根しらす炒め／紅《ベニ》花《バナ》漬け

黒《クロ》米《マイ》ご飯

材料（2人分）

米 ………………… 1カップ
黒米 ……………… 大さじ1
水 ……………… 1.2カップ

作り方

米と黒米を洗って、水に30分以上つけてから炊飯する。

大根しらす炒め

材料（2人分）

大根 ………………… 300 g
ちりめんじゃこ ……… 30 g
長ねぎ ………………… 5cm
サラダ油 …………… 大さじ1
酒 ……………… 大さじ1/2
塩 ……………………… 少々
こしょう ……………… 少々
水溶きかたくり粉 …… 小さじ1
ごま油 ………………… 少々

作り方

1. 大根は5mm太さのマッチ棒状に、長ねぎは斜め切りにする。
2. サラダ油で長ねぎを炒め、ちりめんじゃこを加えて酒をふり、大根を入れて炒める。
3. 塩、こしょうして水溶きかたくり粉でまとめ、最後にごま油で香りをつける。

紅《ベニ》花《バナ》漬け

材料（2人分）

きゅうり ………… 1本
セロリ …………… 5cm
みょうが ………… 1個
塩 ………… 小さじ1/2
紅花 ……… 小さじ1/2

作り方

きゅうり、セロリは短冊切りに、みょうがは薄切りにして塩でもみ、紅花をまぶす。

薬膳MEMO

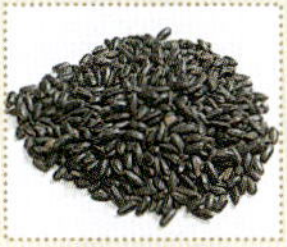

黒米《クロマイ》
糠の部分にある黒い色素が血管を保護して動脈硬化を予防。抗酸化作用で老化やを抑制する。

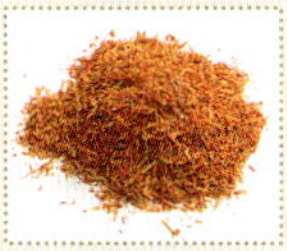

紅花《ベニバナ》
血を清めて体を温める。冷え性や更年期障害、生理不順など女性特有の病気に。

「ぷちぷちとした触感と独特の甘さが人気です。
消化を促すので食後のデザートに最適。」

いちじくの蜜煮

材料（2人分）

いちじく ………………………………… 10個
グラニュー糖 ……… いちじくの分量の30%

作り方

1. いちじくは洗ってへたを取る。分量のグラニュー糖をまぶしてしばらくおく。
2. 1 を火にかけ、弱火でゆっくり煮詰める。

薬膳MEMO

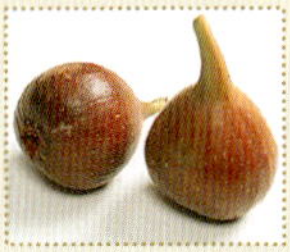

いちじく

ミネラルが豊富で整腸効果があり、便秘や痔にも良い。

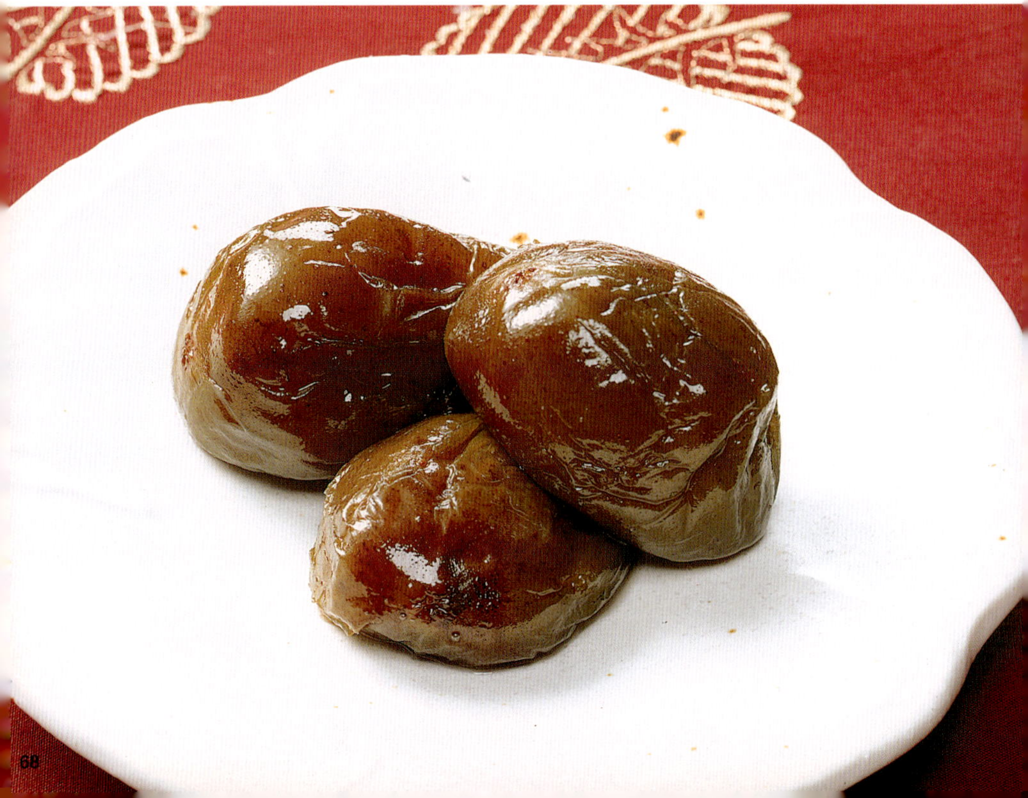

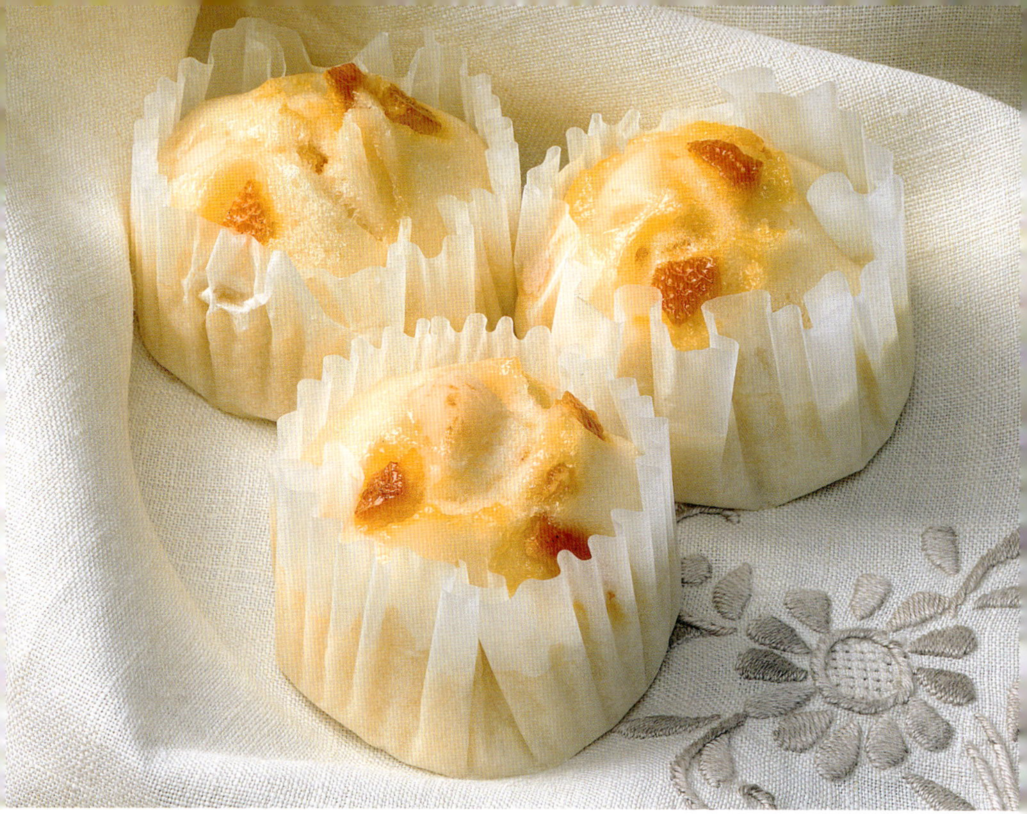

「イライラを鎮めるゆり根は、
ゆったりとしたティータイムのお供にぴったり。」

ゆり根と陳皮《チンピ》の蒸しケーキ

材料（6個分）

陳皮 …………… 小さじ1と1/2
コアントロー ………… 小さじ2

ゆり根 …………………… 1/4個
シロップ … 適量（水1：砂糖1）

A	薄力粉 ………………	100 g
	ベーキングパウダー ……	3 g
	砂糖 ……………………	50 g
B	卵 ……………………	15 g
	水 ……………………	80 g

作り方

1. 陳皮は水で戻してコアントローにつける。
2. ゆり根はシロップにつけ、電子レンジで約30秒加熱する。
3. Aを合わせてふるい、Bを加え混ぜる。
4. 3を直径5cmの型に流し、陳皮、ゆり根をのせて10〜12分蒸す。

薬膳MEMO

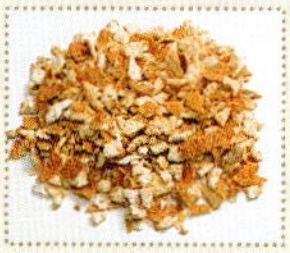

陳皮《チンピ》

みかんの皮を乾燥させたもので、せきやたんを抑える。煎じて飲むと便秘に効く。

WINTER

冬の薬膳

草木は枯れ、動物も冬眠に入る冬は、

寒さで人間の体も免疫力や

エネルギー代謝が低下します。

この時期には、体を温め腎機能を高める

食材を摂ることが大切です。

根菜類や良質のたんぱく質を摂って、

風邪に負けない体を作りましょう。

「昆布のうまみが鶏と長芋にしみ込んでいます。
冷え性、風邪の予防におすすめです。」

鶏肉の昆布煮

材料（2人分）

鶏骨付き肉 ………… 300g
長芋 ………………… 100g
昆布 ……………………… 1枚
サラダ油 ………… 大さじ1

A
- 酒 ………… 1/4カップ
- 砂糖 …… 大さじ1と1/2
- しょうゆ …. 大さじ2〜3

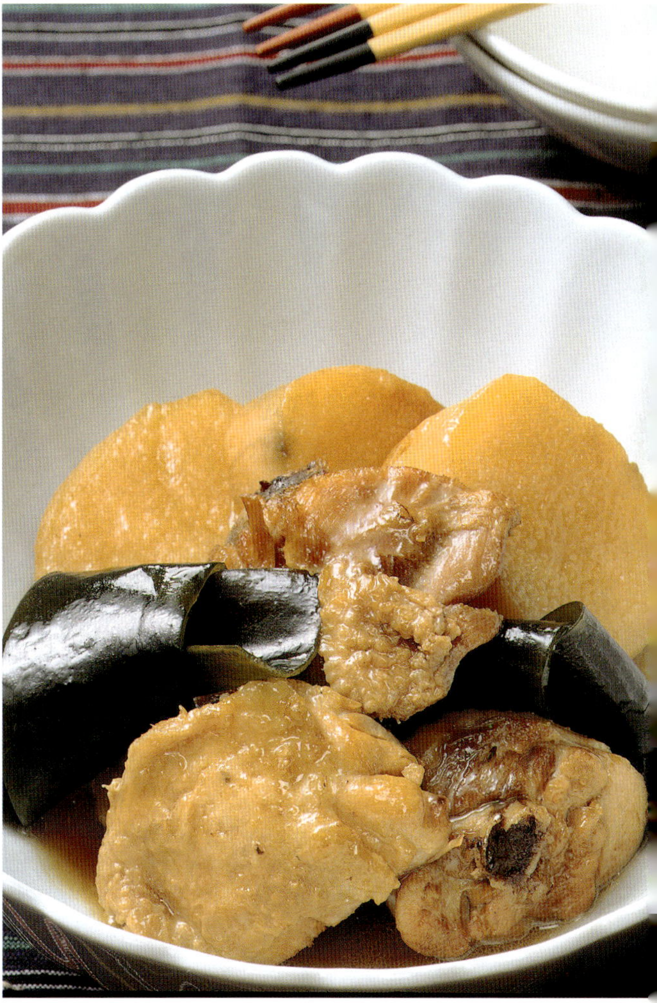

作り方

1. 鍋にサラダ油を熱してぶつ切りにした鶏肉を炒め、3cm厚さの半月形に切った長芋を入れてさらに炒める。
2. 1 の鶏肉と長芋を鍋の中で分け、間に昆布を入れて仕切ってAを加え約40分煮込む。

薬膳MEMO

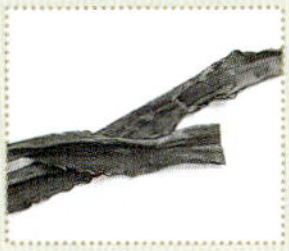

昆布

塩分を排泄するので生活習慣病の予防に効果がある。水分代謝もよくなるので、むくみもとれてすっきり。

「チーズのとろけた熱々グラタン。
アミノ酸が豊富なまぐろを入れれば、
お肌と髪もつやつやに。」

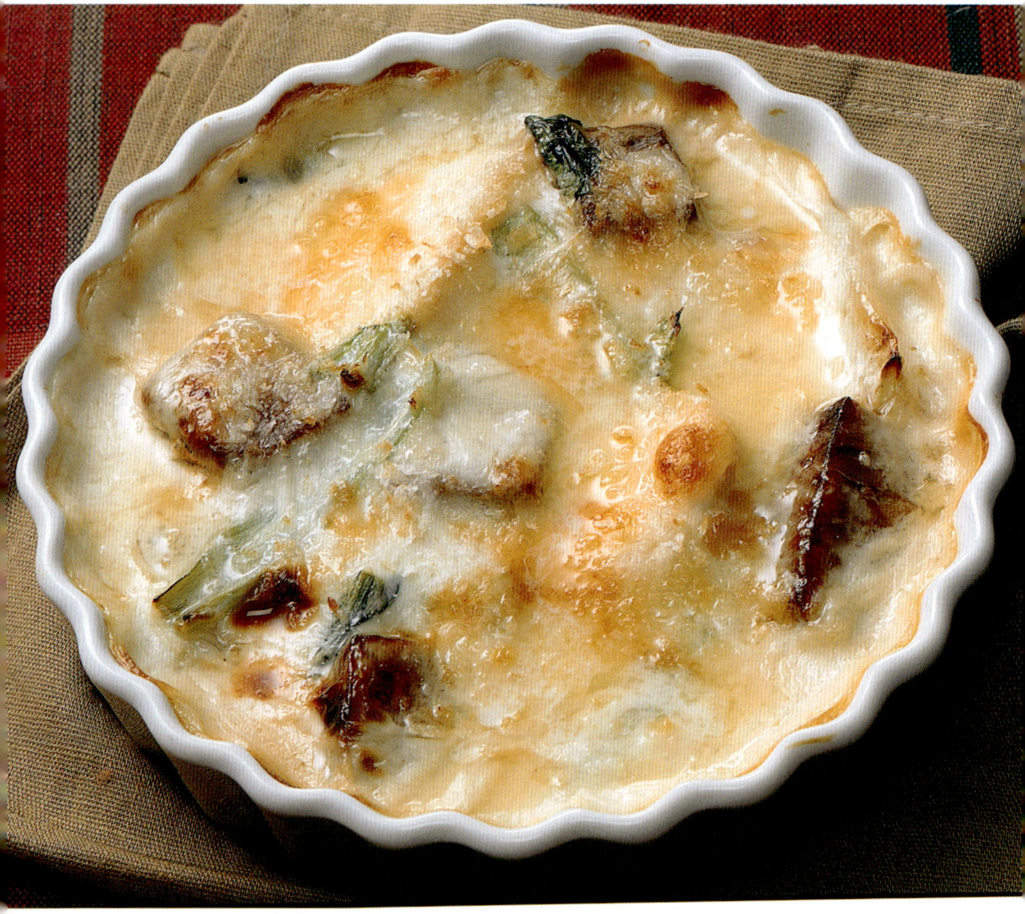

まぐろの和風グラタン

材料（2人分）

まぐろ	100g
しょうゆ	小さじ1
酒	小さじ1
サラダ油	小さじ1
かぶ	2個
長ねぎ	1/2本
ちんげん菜	1株
サラダ油	大さじ1/2

A	薄力粉	大さじ2
A	バター	大さじ2
A	牛乳	2カップ
A	塩	小さじ1/2
A	ローリエ	1枚
	チーズ（ピザ用）	30g

作り方

1. まぐろはひと口大に切ってしょうゆ、酒で下味をつけ、サラダ油でソテーしておく。
2. かぶは1/4～1/6のくし形に、長ねぎは3cm長さに切る。ちんげん菜は3～4cm長さに切り、サラダ油でさっと炒める。
3. Aの材料でホワイトソースを作る。薄力粉をバターで炒め、牛乳、塩、ローリエを加えてとろみがつくまで煮込む。
4. 器にバター（分量外）を塗り、1と2を入れて3をかける。その上にチーズをのせて220℃のオーブンで10～12分焼く。

薬膳MEMO

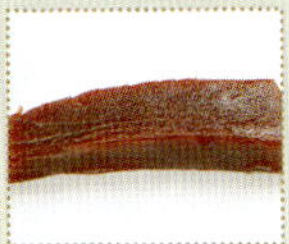

まぐろ
DHA、EPAに富み生活習慣病を改善する効果がある。血液をサラサラにし、悪玉コレステロールを減らす作用も注目されている。

牡《カ》蠣《キ》のソース焼き

材料（2人分）

かき …………………………… 100g
かたくり粉 ………………… 大さじ1

A
- 酒 …………………… 大さじ1/2
- しょうが汁 ………… 小さじ1/2
- 溶き卵 …………………… 適量

サラダ油 ………………… 大さじ1/2

B
- トマトケチャップ ……… 小さじ2
- オイスターソース ……… 小さじ1
- 砂糖 ………………… 小さじ1/2
- 酒 …………………… 小さじ1/2

りんご ………………… 30〜50g
バター ………………… 小さじ1
赤ワイン ……………… 大さじ1
はちみつ ……………… 大さじ1/2

長ねぎ ………………………… 10cm

作り方

1. 塩水で洗ったかきにAで下味をつけ、かたくり粉をつける。フライパンにサラダ油を熱し、きつね色になるまで焼き、取り出しておく。
2. フライパンにBを入れ、煮立ったらかきを戻し、からめる。
3. りんごは薄切りにしてバターで炒め、赤ワイン、はちみつを入れて少し煮て火を止め、しばらくそのまま味をふくませる。
4. 長ねぎはしらがに切り、さっと水に通す。
5. 器に 2 と 3 を盛り、しらがねぎをのせる。

薬膳MEMO

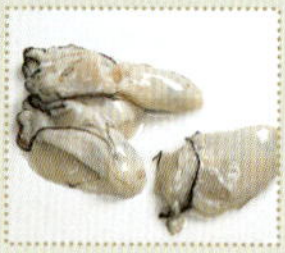

かき
栄養豊富で「海のミルク」と呼ばれる。精神を安定させ、高血圧や脳卒中を予防し、肌荒れ、味覚障害も防ぐ。

冬 winter

「お肌がすべすべになる最高の美容食。
りんごの甘酸っぱさがかきとよく合います。」

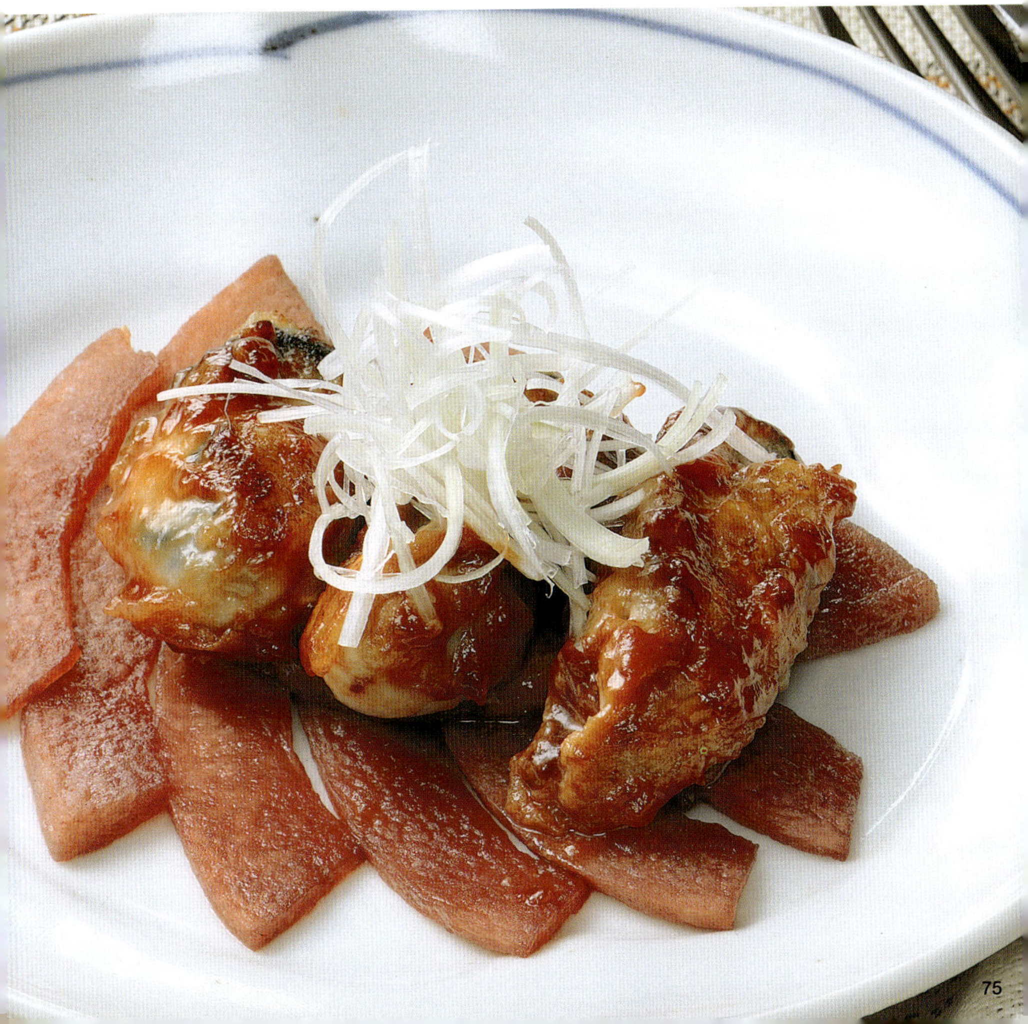

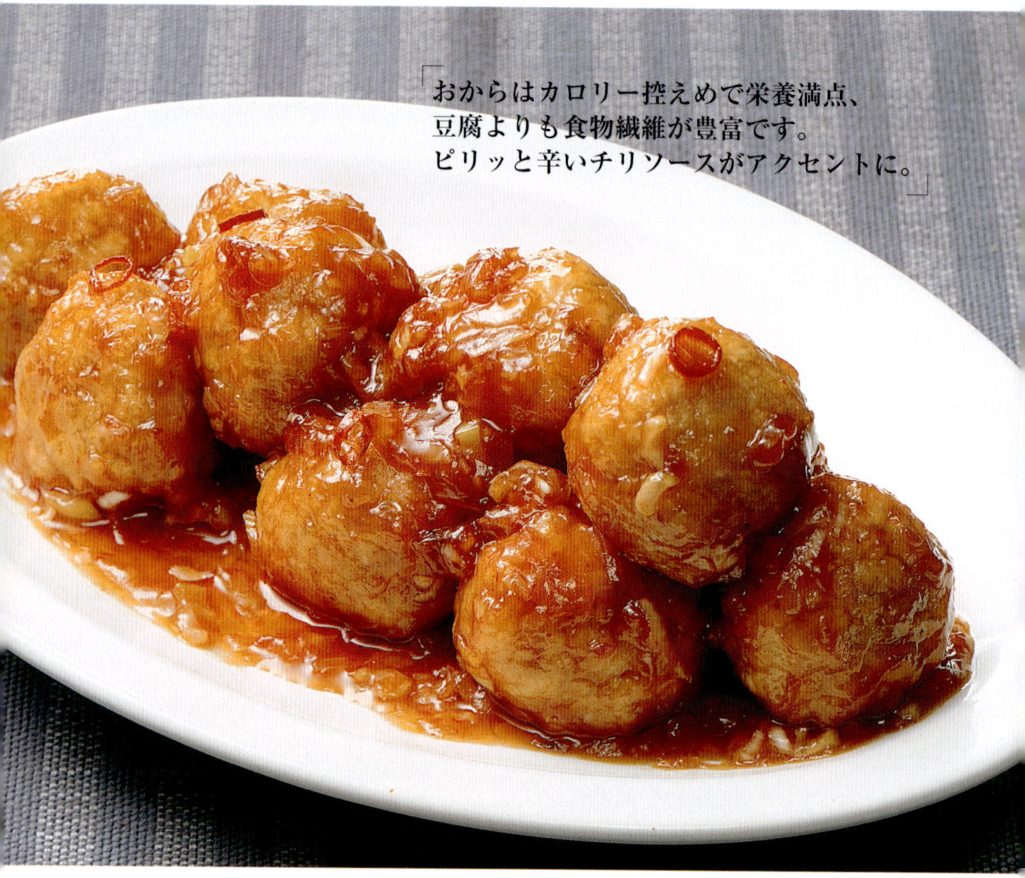

「おからはカロリー控えめで栄養満点、
豆腐よりも食物繊維が豊富です。
ピリッと辛いチリソースがアクセントに。」

おから団子のチリソース

材料（2人分）

A	おから	50g
	鶏ひき肉	100g
	卵	1/2個
	かたくり粉	小さじ2
	しょうが汁	少々
	塩	少々
	揚げ油	適量
	長ねぎ（みじん切り）	小さじ2
	しょうが（みじん切り）	小さじ1
	豆板醤	小さじ1/3
	チリソース	小さじ1
	サラダ油	小さじ2

作り方

1. Aを混ぜて団子にし、油で揚げる。
2. フライパンにサラダ油を熱し、長ねぎ、しょうがを炒め、豆板醤、チリソースを加え、1を入れてからませる。

えびと牡《カ》蠣《キ》の抹茶フリッター

材料（2人分）

えび …………………………… 4尾
かき …………………………… 4個

A
- 酒 …………………………… 少々
- しょうが …………………… 少々

B
- 薄力粉 …………………… 1/3カップ
- かたくり粉 ………………… 大さじ2
- 抹茶 ……………………… 小さじ1
- 水 ………………………… 1/3カップ
- ベーキングパウダー …… 小さじ1/2
- サラダ油 ………………… 小さじ1

揚げ油 ………………………… 適量
レモン ………………………… 適量

作り方

1. えび、かきにAで下味をつける。
2. Bを合わせた衣をつけて、油で揚げる。
3. 器に盛って、レモンを添える。

薬膳MEMO

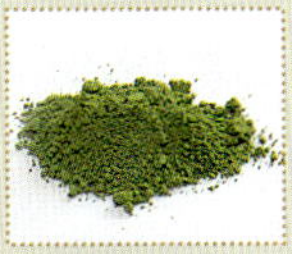

抹茶
お茶には生活習慣病、食中毒、虫歯などの予防効果があり、茶葉そのものを摂取できる抹茶はさらに効果的。

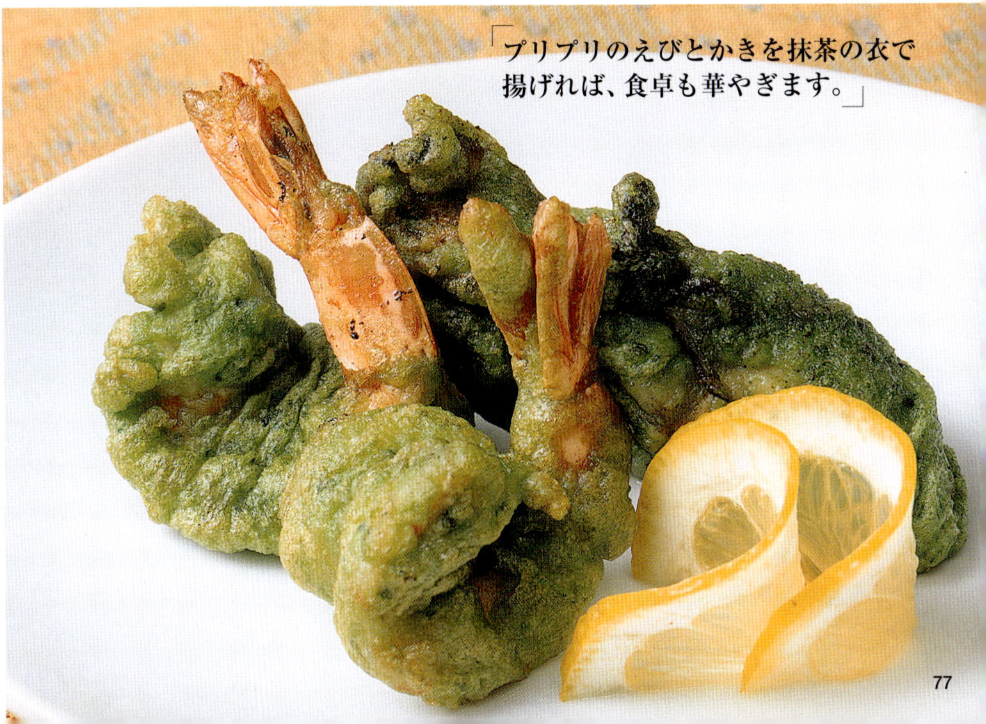
「プリプリのえびとかきを抹茶の衣で揚げれば、食卓も華やぎます。」

「体にやさしい食材がたっぷり入った
あったかメニュー。栄養満点の牛乳で
クリーミーに仕上げます。」

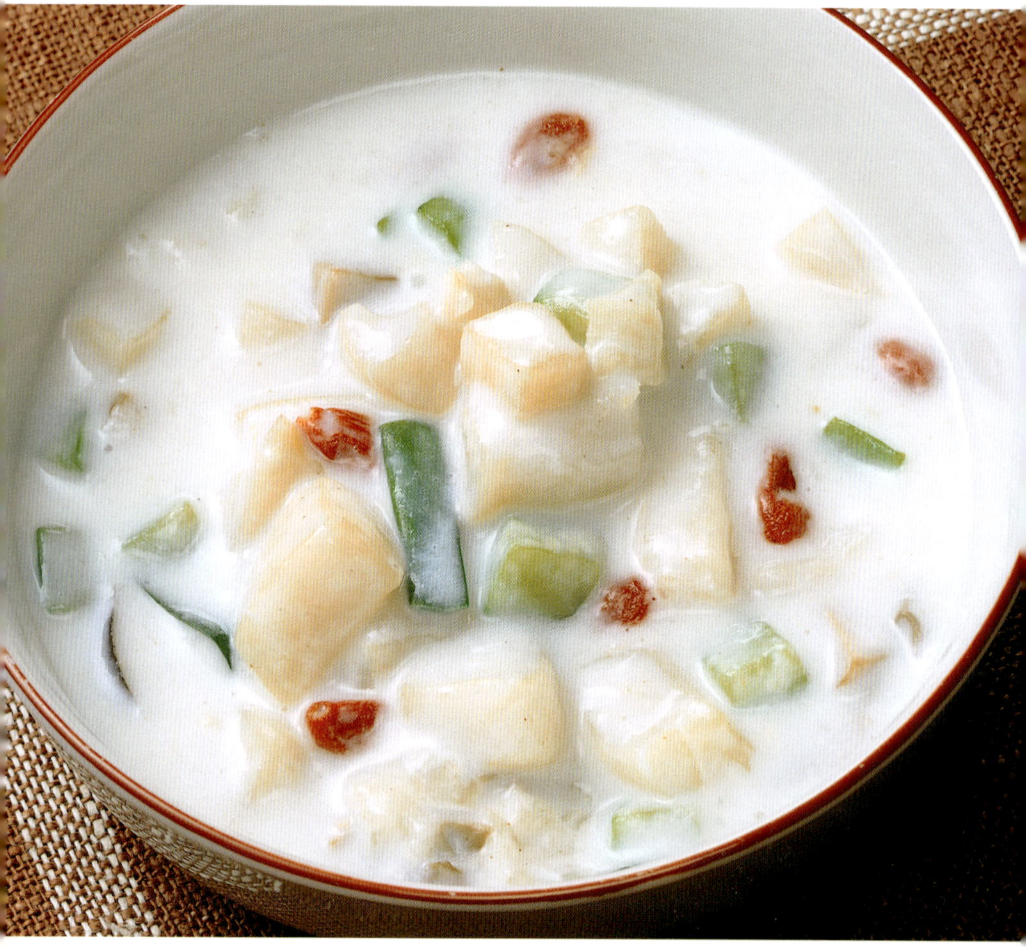

クコ入り貝柱のミルク煮

材料（2人分）

	ほたて貝柱	100g
	きゅうり	1/2本
	ふくろ茸	30g
	にら	5cm
	長ねぎ	少々
	しょうが	2本
A	酒	小さじ2
A	塩	少々
A	こしょう	少々
A	卵白	1/2個
A	かたくり粉	小さじ1
	クコの実	10g
	サラダ油	適量
B	牛乳	1カップ
B	ブイヨン	1/2カップ
B	酒	大さじ1
B	砂糖	小さじ1/2
B	塩	2g
B	こしょう	少々

作り方

1. ほたて貝柱は1 cm角に切り、Aで下味をつける。
2. きゅうりは皮をむき、1 cm角切りにする。
3. ふくろ茸は縦半分に切り、にらは3～4cm長さに切り、クコの実は水で戻す。
4. 長ねぎは約1cmのぶつ切り、しょうがはせん切りにする。
5. 1 、2 を湯通しする。
6. サラダ油で 4 を炒め、5 を加えBで調味し、3 を加えて火を通す。

薬膳MEMO

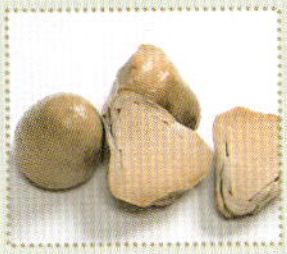

ふくろ茸

低脂肪・高たんぱくで、ミネラルも豊富。貧血を予防する。

「カレー粉の黄色の正体はうこん。
体を温め血液を浄化してくれます。
鴨肉は冬の乾燥した肌や髪を潤します。」

鴨カレーうどん

材料（2人分）

鴨肉 ………………………… 100g
玉うどん ……………………… 2玉
長ねぎ ……………………… 1/2本

A
- だし汁 …………… 4カップ
- 薄口しょうゆ ……… 大さじ2
- 塩 ……………… 小さじ1/4
- みりん …………… 大さじ1

カレー粉 ………………… 小さじ2
水溶きかたくり粉 ………………
かたくり粉大さじ1＋水大さじ1
しょうが（すりおろし）… 小さじ2

作り方

1. 鴨肉は斜めそぎ切りにする。
2. 長ねぎは3～4cm長さに切り、さらに縦半分にする。
3. 鍋にAを入れて温め、1、うどんを入れて煮込む。
4. 3に2、カレー粉を入れ少し煮て、水溶きかたくり粉でとろみをつける。
5. 4を器に盛り、しょうがのすりおろしをのせる。

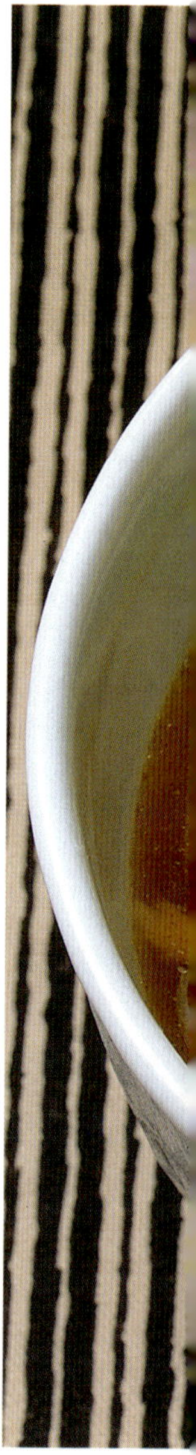

薬膳MEMO

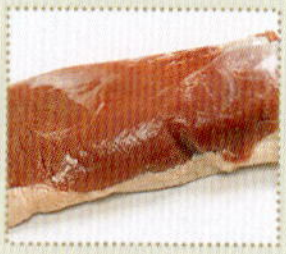

鴨肉
他の肉類よりも鉄分と銅が多く、低血圧の人にはおすすめ。水分代謝を良くしてコレステロールを下げる。

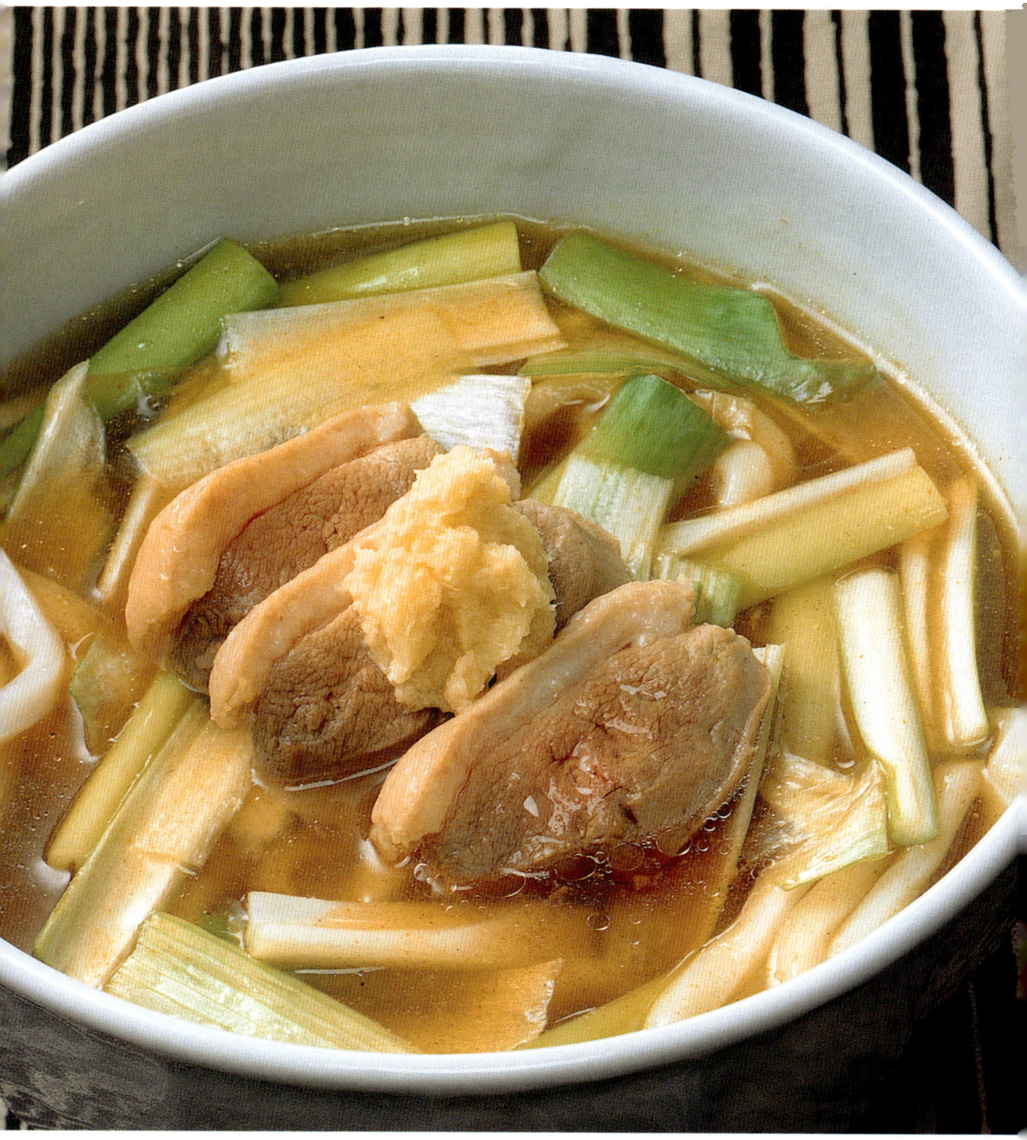

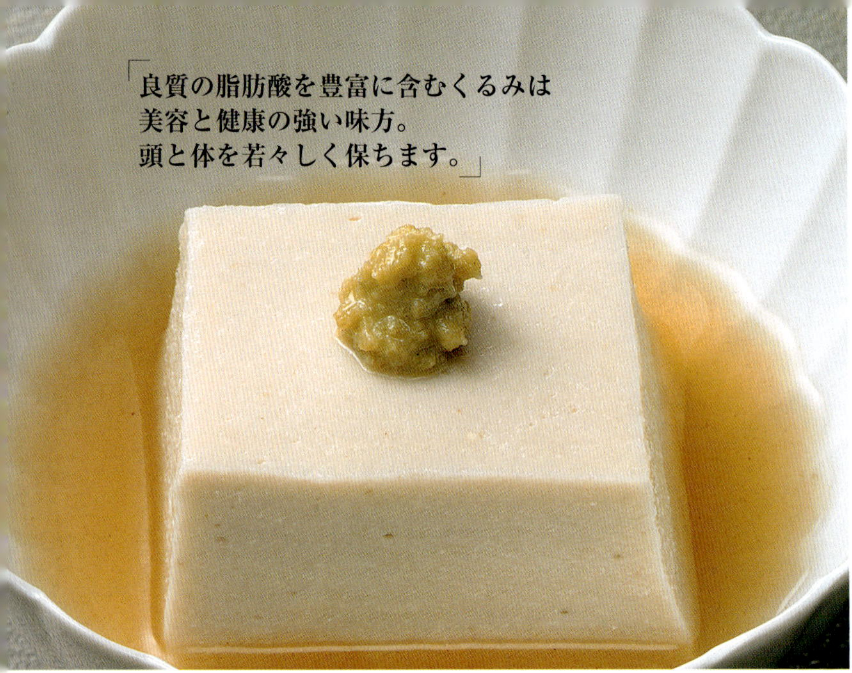

「良質の脂肪酸を豊富に含むくるみは
美容と健康の強い味方。
頭と体を若々しく保ちます。」

くるみ豆腐

材料（流し函1個分）

くるみ	100g
くず粉	100g
だし汁	3カップ
豆乳	1/2カップ
酒	大さじ1
塩	少々
A　だし汁	1/2カップ
A　薄口しょうゆ	小さじ1
わさび	少々

薬膳MEMO

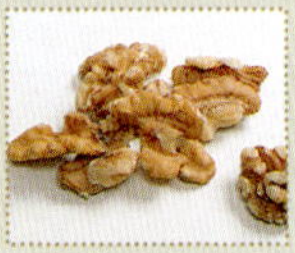

くるみ
ビタミン、ミネラルが豊富で健脳、美肌効果が期待できる。胃腸を整え、腎機能も高める滋養強壮食品。

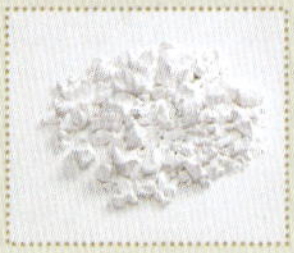

くず粉
体を温めるので、風邪の初期症状に効果を発揮する。

作り方

1. くるみをゆでてアクを抜き、皮をむく。
2. 1 をフードプロセッサーにかけてなめらかにする。
3. くず粉をだし汁2カップ分で溶き、2 を加え混ぜ、こして鍋に入れる。
4. 3 を火にかけて練り、残り1カップ分のだし汁、豆乳を加えながら練り上げ、酒、塩を加えてさらに練って型に流し、約20分冷蔵庫で冷やしかためる。
5. 4 を切って器に盛り、Aを合わせただしをかけてわさびを天盛りにする。

「たっぷりのビタミンが疲れをとり、
さらにかさつきがちな冬のお肌を守ります。」

いんげんと松の実のサラダ

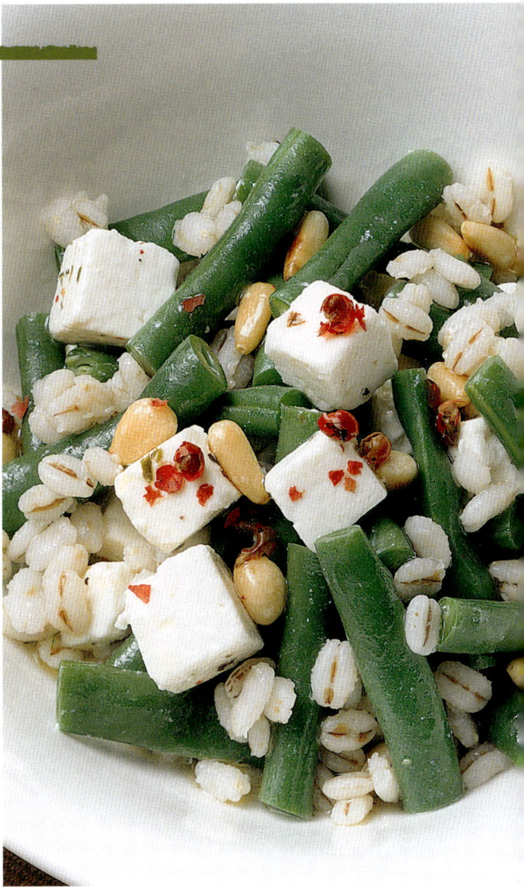

材料（2人分）

	さやいんげん	100g
	松の実	大さじ1
	大麦	大さじ2
	フェタチーズ	70g
A	ワインビネガー	小さじ1
A	レモン汁	小さじ1
A	オリーブ油	大さじ2
A	塩	少々
A	こしょう	少々
A	ピンクペッパー	少々

作り方

1. さやいんげんはゆでて3～4cm長さに切る。松の実は軽くローストする。
2. 大麦は約30分水につけた後、やわらかくなるまでゆでる。
3. Aを合わせてドレッシングを作る。
4. 1、2を合わせ器に盛り3をかける。

薬膳MEMO

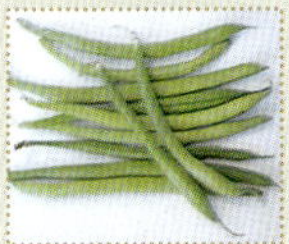

さやいんげん
カロテンの働きで視力や肌のかさつきを改善させる。疲労回復にもよい。

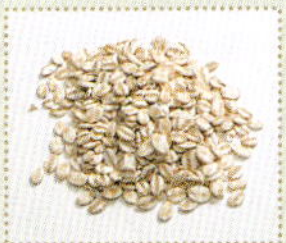

大麦
体内の老廃物を排泄し、消化を助ける。高脂血症の予防にも効果的。

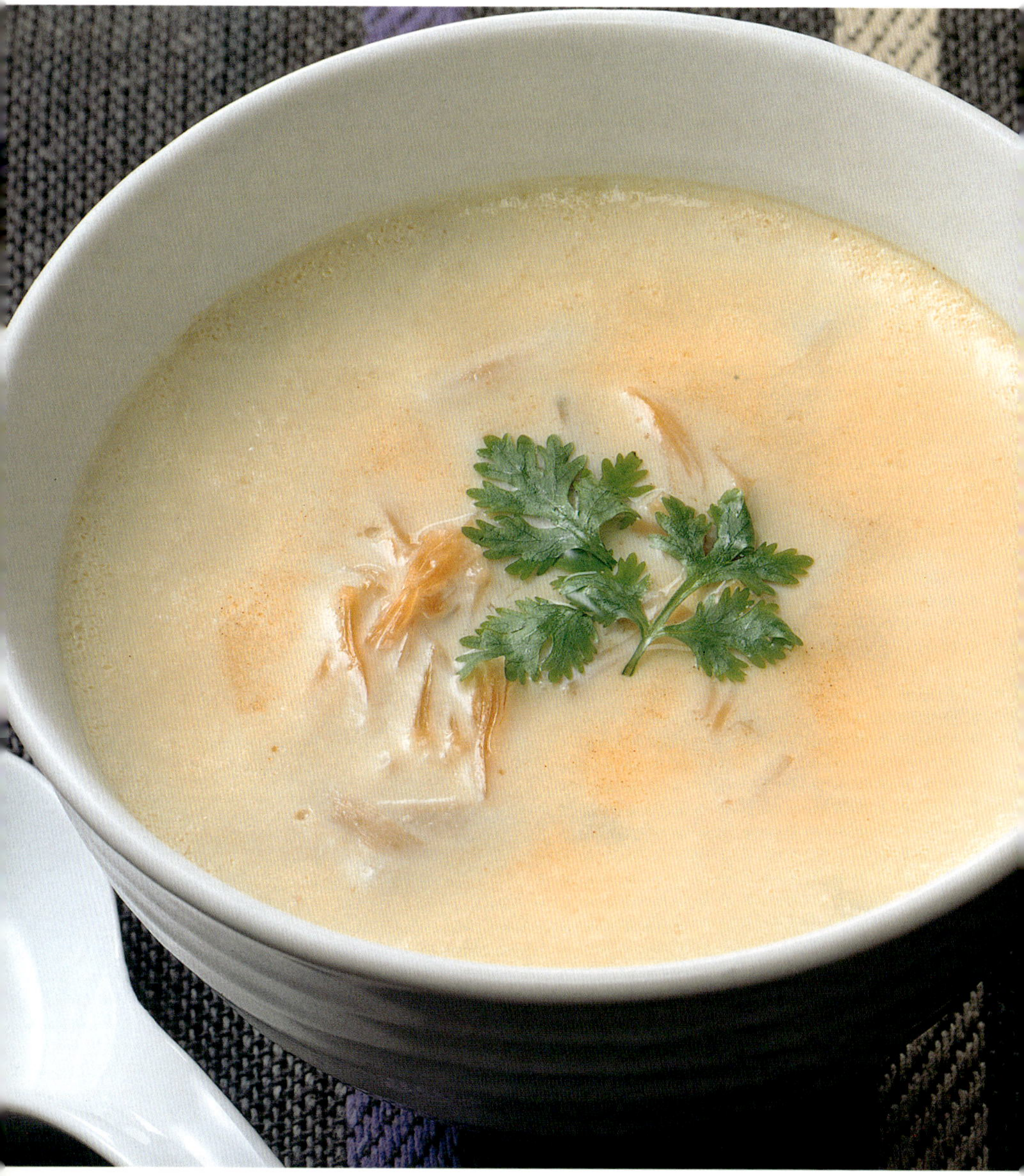

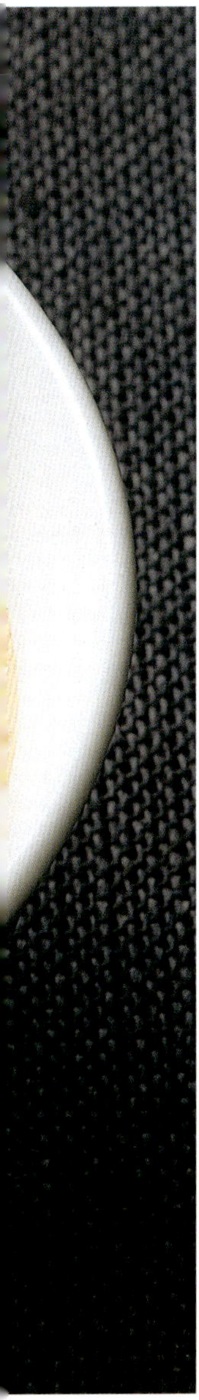

「寒さで体がこわばったときには
この一品で温まりましょう。」

中華風鉢蒸し

材料（2人分）

	干し貝柱	1個
	ごぼう	20g
	にんじん	20g
	れんこん	20g
	鶏ひき肉	30g
A	長ねぎ（みじん切り）	1/4本
A	しょうが汁	小さじ1/4
A	塩	少々
A	しょうゆ	少々
	卵	1個
B	だし汁	150g
B	しょうゆ	小さじ1
B	塩	小さじ1/4
	香菜	少々

作り方

1. 干し貝柱は水で戻す。
2. ごぼう、にんじんはささがきに、れんこんは薄切りにして下ゆでする。
3. 鶏ひき肉にAを混ぜておく。
4. ときほぐした卵にBを合わせて裏ごしする。
5. 鉢に具材を入れ、4を静かに流して蒸す（強火で2～3分、弱火で約12分）。
6. 仕上げに香菜をのせる。

薬膳MEMO

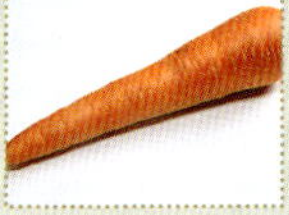

にんじん
カロテン豊富な緑黄色野菜の代表。冷え症や疲労回復、体力増強に役立つ。肌のつやをよくする。

「せきを止めるぎんなんとビタミンたっぷりの
グレープフルーツのセットで、
風邪知らずの冬を過ごしましょう。」

ぎんなんご飯／グレープフルーツとかぶのサラダ

材料（2人分）

	米	1カップ
	ぎんなん	20粒
	水	1.1カップ
A	酒	大さじ1/2
A	しょうゆ	大さじ1/2
	グレープフルーツ	1/2個
	かぶ	1個
	かぶの葉	少々
B	粒マスタード	大さじ1
B	オリーブ油	大さじ1
B	塩	ひとつまみ
B	こしょう	少々

作り方

1. 米をといで水につけておき、ぎんなん、Aを加えて炊飯する。
2. グレープフルーツは皮をむき、薄皮を取り除く。
3. かぶは薄いいちょう切りに、葉はさっとゆでて2〜3cm長さに切る。
4. Bを混ぜてドレッシングを作り、2、3と和える。

薬膳MEMO

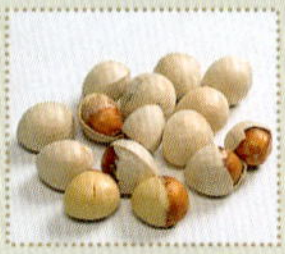

ぎんなん

せきや喘息を緩和する。腎機能を高め、精力を増強させる。アルカロイドという毒性分も含むので過食は禁物。

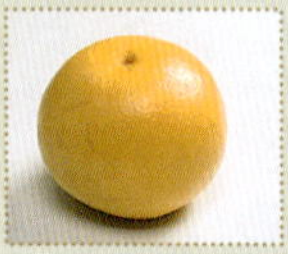

グレープフルーツ

ビタミンCが豊富。疲労を回復し、食欲を増進させる。風邪の予防やストレス解消に効果的。

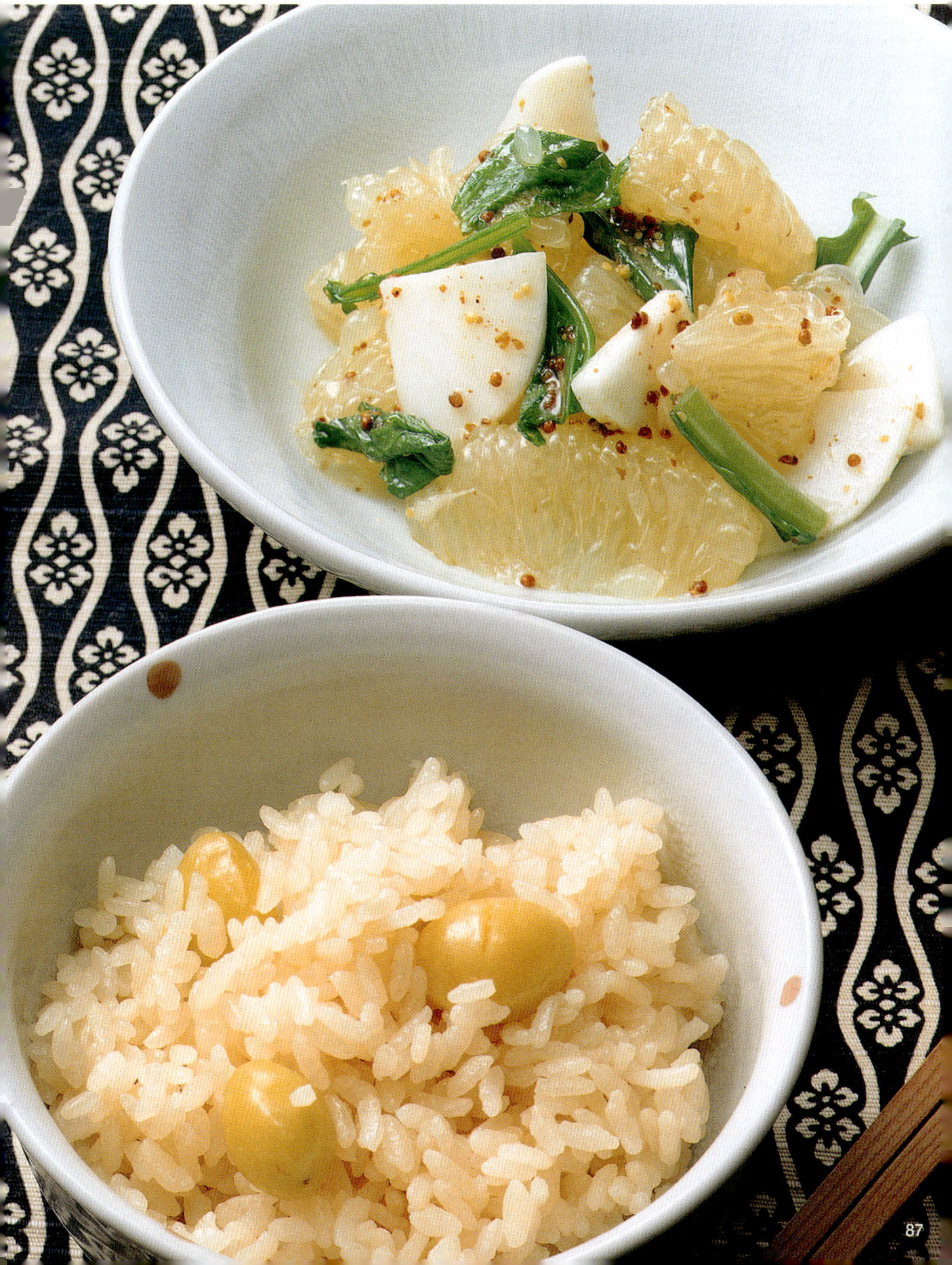

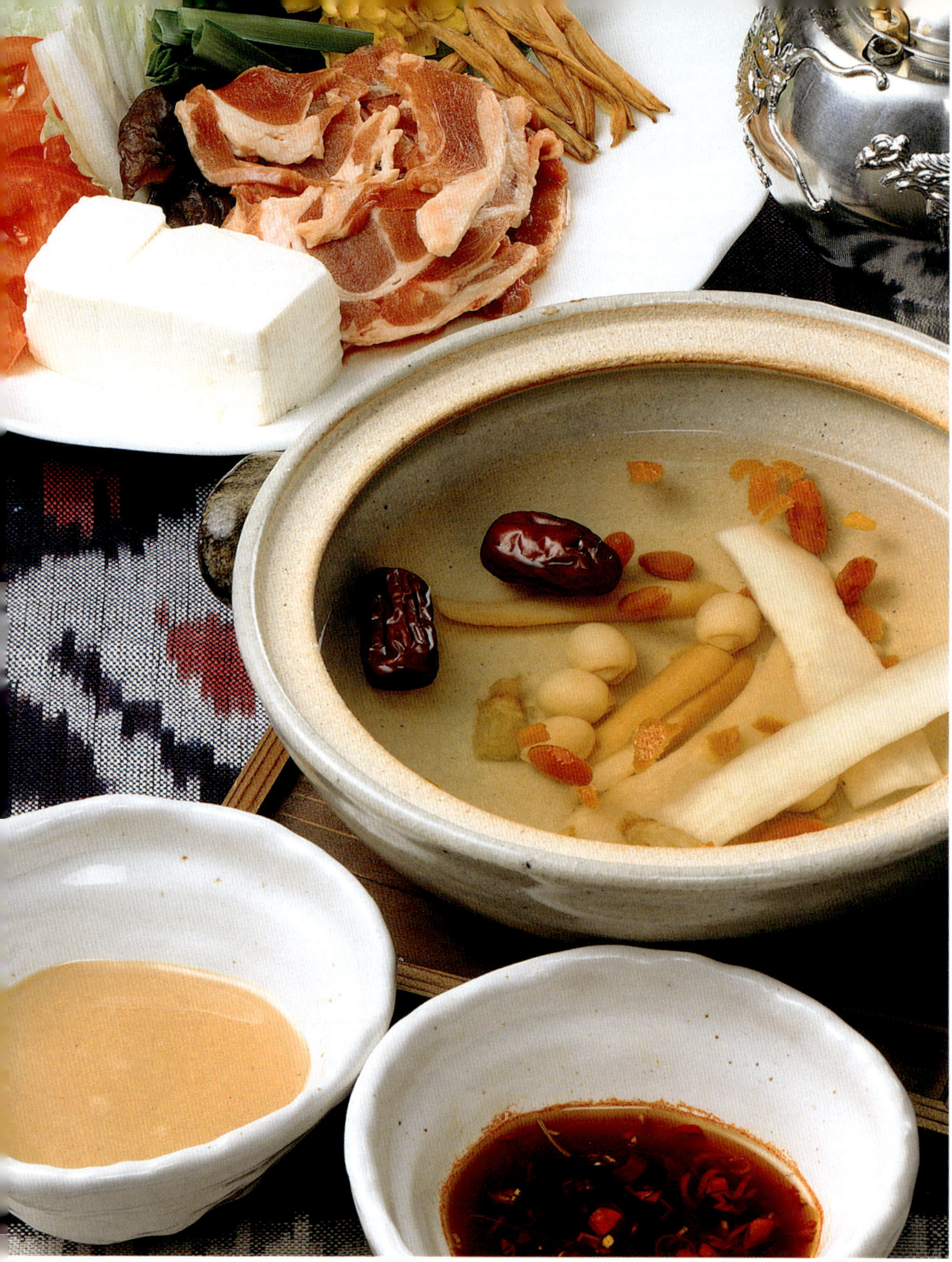

「肉類では最も体を温める羊肉を使った
女性にとっておきのメニュー。薬効成分がじっくり
しみ出たスープもぜひ一緒にいただきましょう。」

薬膳鍋

材料（2人分）

A	高麗人参	1本
	なつめ	4個
	竜眼肉	4個
	陳皮	小さじ1
	山薬	4枚
	クコの実	小さじ1
	水	適量

羊肉	200 g
はくさい	200 g
干しいたけ	2枚
長ねぎ	1本
にら	1/2束
菊	4個
豆腐	1/2丁

B	とうがらし（小口切り）	2本
	豆板醤	小さじ1
	にんにく	1かけ
	しょうゆ	大さじ2
C	練りごま	大さじ2
	しょうゆ	大さじ2
	みりん	大さじ1

作り方

1. 鍋にAを入れて火にかける。
2. 羊肉、野菜、豆腐を 1 に入れて火を通す。
3. B、Cの材料をそれぞれ合わせて、2種類のたれを作る。
4. 鍋の具に火が通ったら、たれにつけて食べる。

薬膳MEMO

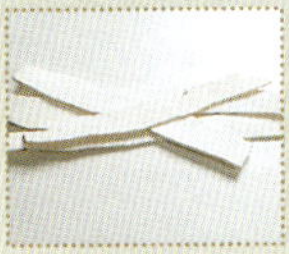

山薬《サンヤク》

長芋を乾燥させたもので、食欲不振や下痢、呼吸器系の病気に効く。

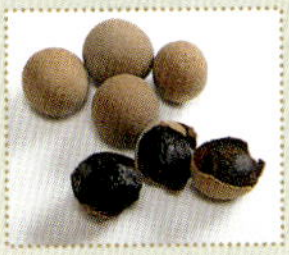

竜眼肉《リュウガンニク》

血の不足を補い、疲労や貧血に効く。精神を安定させ、不眠や健忘症にも効果がある。

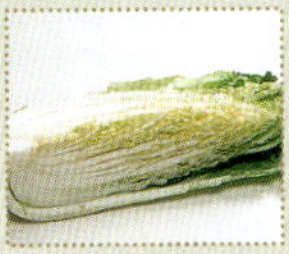

はくさい

胃腸をすっきりさせ、便秘を改善し水分代謝を良くする。風邪やがんを予防する。

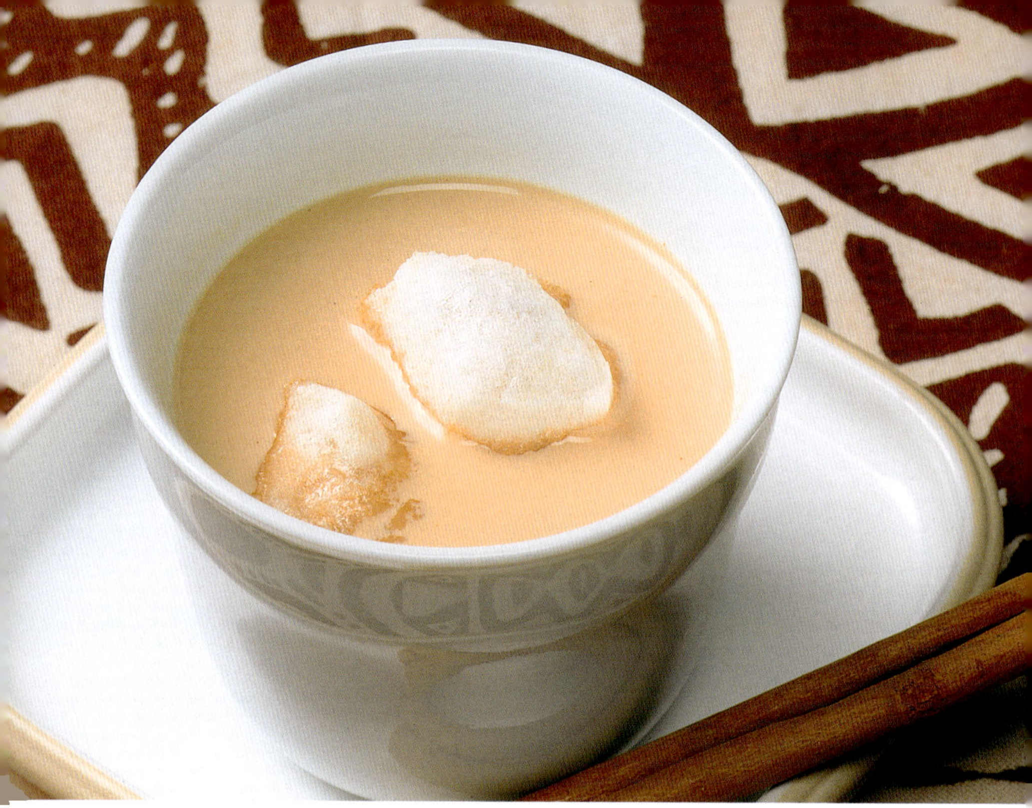

冬 winter

「スパイシーなミルクティーに
おもちを入れて、身も心もポカポカに。」

ミニもち入りチャイ

材料（2人分）

牛乳 …………………… 2カップ

A
- 紅茶 ……………… 大さじ2
- シナモン …………… 少々
- カルダモン ………… 少々

砂糖 …………………… 小さじ2

切りもち ……………… 1個

作り方

1．鍋に牛乳を入れて温め、火を止めてAを加え紅茶葉が開くまで約3分蒸らす。

2．1をこし、砂糖を加えて温める。

3．切りもちを小さく切ってオーブントースターで焼き、2を注いだ器に入れる。

「血行を良くする紅花と、消化を促す山芋。
お腹をスッキリさせてくれるデザートです。」

山芋きんとん

材料（2人分）

山芋	100g
砂糖	20g
紅花	少々

薬膳MEMO

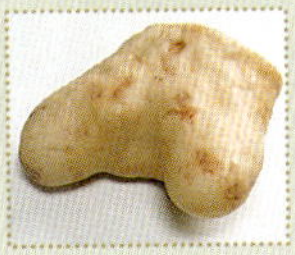

山芋

消化吸収を助け腎機能を高めて、便秘を解消する。粘り成分には血糖値を下げる働きがある。

作り方

1. 山芋の皮をむいて約5分酢水（分量外）につけ、アクが取れたら水から出し、やわらかくなるまで蒸して、裏ごしする。
2. 1 に砂糖を入れて混ぜ、鍋に入れて火にかけながら練る。
3. 2 を少量とって紅花と混ぜる。
4. 2 と 3 をそれぞれ4等分にして丸め、2 に 3 をつけて丸めなおし、茶巾にしぼる。

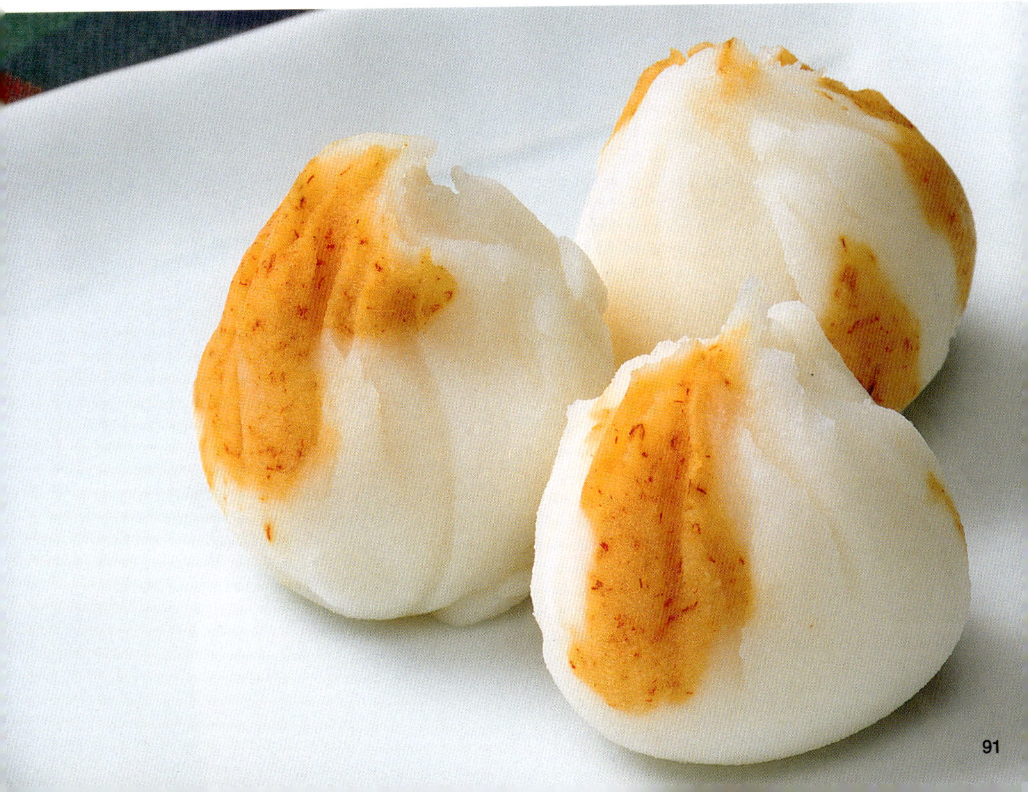

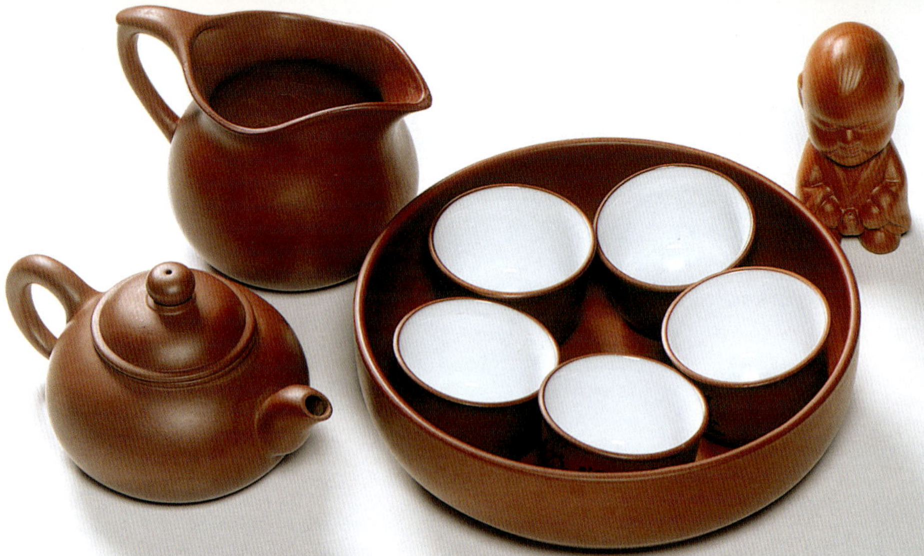

中国茶を楽しみましょう

中国茶の魅力は、美しい色、豊かな香り、
そしてまろやかな味わいにあります。
さらに、その種類ごとにさまざまな効能を持ち、
中国茶を知れば知るほどその奥深さに驚かされます。
その日の体調や気分に合わせて、
あなたにぴったりの中国茶を味わってみましょう。

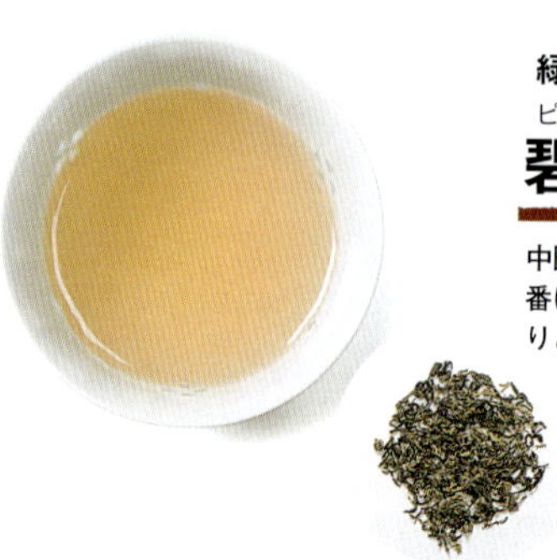

緑茶（不発酵茶）

碧螺春《ピールオチュン》

中国二大緑茶のひとつ。巻き貝のように縮れた茶葉と春一番に摘まれることからこの名がついた。フルーティーな香りとほのかな甘みが特徴。

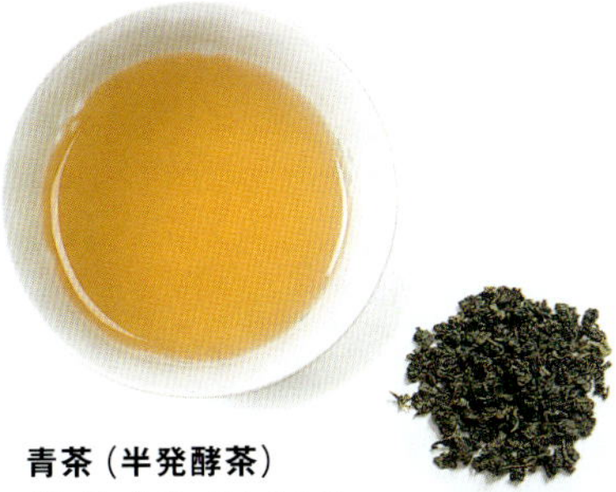

青茶（半発酵茶）

凍頂烏龍茶《ドンディンウーロンチャア》

香り、味、こくのバランスが絶妙。体内の余分な脂肪を取り除くほか、アレルギー抑制作用もあり、花粉症予防の効果も注目されている。

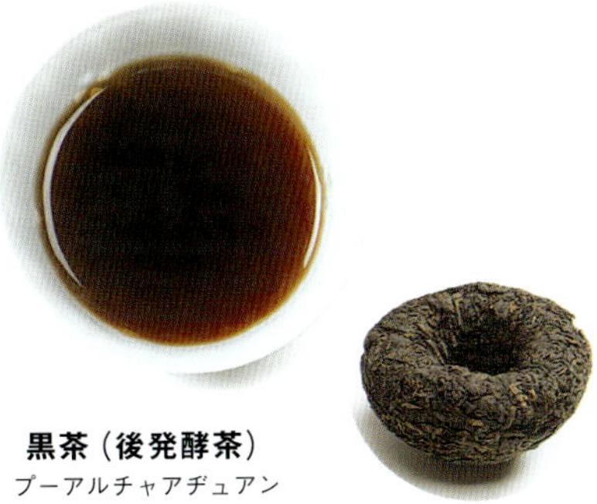

黒茶（後発酵茶）

普珥茶磚《プーアルチャアヂュアン》

独特のこくと苦みが特徴。脂肪を分解し体外へ排泄する作用があり、ダイエットの効果が期待できる。また血行を促進して体を温める。

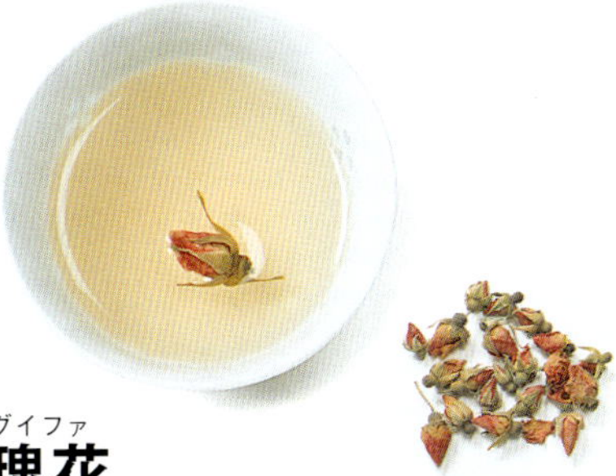

花茶

玫瑰花《メイグイフア》

ハマナスの花のお茶。香りが高く、リラクゼーション効果がある。また、ビタミンCも豊富で美肌や若返りをもたらすといわれている。

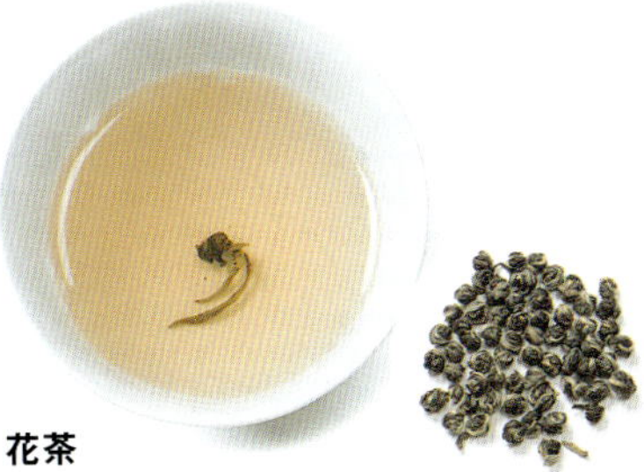

花茶

白龍珠《パンロンジュ》

新芽にジャスミンの花の香りを移したお茶。上品な香りとほのかな甘みはリフレッシュしたいときに最適。脂肪の減少、美肌効果もある。

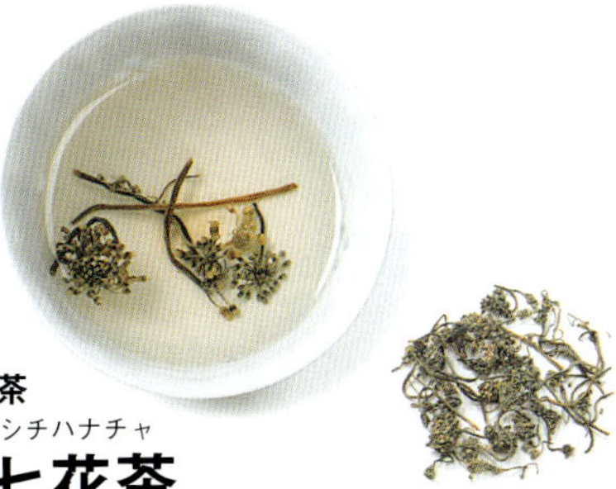

薬膳茶

田七花茶《デンシチハナチャ》

高麗人参と同じウコギ科の生薬「田七（三七）人参」の花を使った健康茶。滋養強壮、疲労回復のほか、大脳の鎮静や血液の酸化を抑制する作用がある。

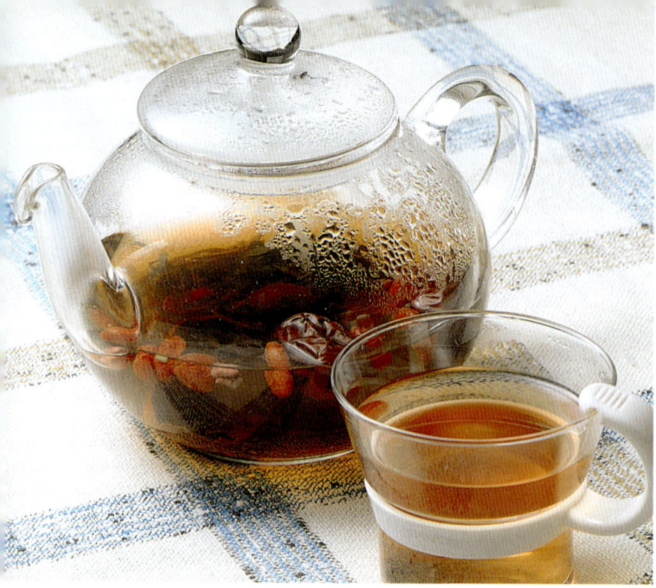

中国茶を楽しみましょう

薬膳茶

五宝茶

材料（2人分）

中国緑茶 ……… 大さじ1
なつめ ……………… 2個
山楂子 ……………… 2本
竜眼肉 ……………… 2個
クコの実 ……… 小さじ1
湯 ……………… 2カップ

「美容と健康に良い生薬を
飲みやすくブレンド。やさしい甘さが
心と体にじんわり広がります。」

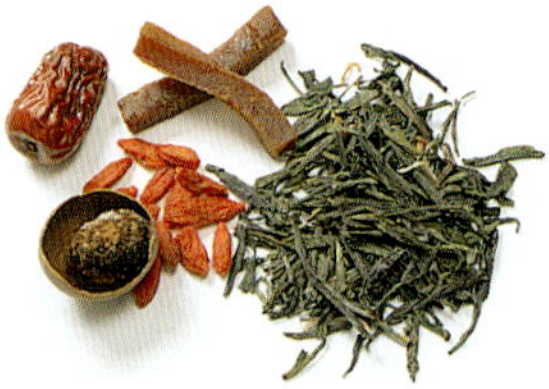

食べ物の五味五性

五性 五味	熱・温 （体を温める）	平 （どちらでもない）	寒・涼 （体を冷やす）
酸	りんご、みかん、ゆず、さくらんぼ、梅肉	いちご、ぶどう、もも、あんず、レモン、ヨーグルト、山楂子	トマト、きゅうり、オレンジ、なし、キウイフルーツ、梅干し
苦	アスパラガス、しそ、ふき、かぶ、紅茶、レバー	ごぼう、ぎんなん、納豆、菊花	ゴーヤー、セロリ、緑茶、コーヒー、ビール
甘	キャベツ、かぼちゃ、くり、松の実、なつめ、はちみつ、もち米、牛肉、鶏肉、羊肉、まぐろ、さば、えび	米、じゃがいも、とうもろこし、山芋、大豆、いんげん、そら豆、ピーナッツ、クコの実、しいたけ、なめこ、きくらげ、いちじく、ごま、豚肉、卵、さんま、うなぎ	ほうれん草、なす、ごぼう、れんこん、レタス、ブロッコリー、冬瓜、さつまいも、しめじ、柿、スイカ、メロン、バナナ、牛乳
辛	ねぎ、にら、にんにく、しょうが、玉ねぎ、小松菜、ピーマン、こんにゃく、とうがらし、こしょう、紅花	里芋、にんじん、もやし、金針菜	だいこん、ちんげん菜、うこん
鹹	なまこ、みそ	牡蠣、ほたて、しじみ、いか、くらげ、鴨肉、蓮の実	あさり、はまぐり、しじみ、わかめ、こんぶ、塩、しょうゆ

手づくり総合教室
ホームメイド協会

「手づくり」と「食の安全と健康」をモットーに、無添加のパン作りをはじめ、
ケーキ、クッキング、和菓子などの総合手づくり教室を全国で展開。
パン作りについては特許をもつ製法を確立。手づくりの普及とともに、
新メニューの開発にも取り組み、食生活について多彩な提案を行っている。

＜ホームメイド協会の主な講座＞
パンコース
ケーキコース
和菓子コース
シュガークラフトコース
ホームクッキングコース
フラワーデザインコース
工芸パンコース
ベジタブル&フルーツカービングコース
パスタコース
ハートフルラッピングコース
チョコレート菓子コース
マジパン細工コース
天然酵母パンコース

監　　修　灘吉　利晃
スタッフ　野村　秀俊
　　　　　大村　和子
　　　　　松本しず子
　　　　　峯島貴美子
　　　　　堀口　　薫
　　　　　岩谷　和子
　　　　　小林祐美子

装丁／デザイン　阿部　靖
撮　　　　影　石塚　英夫

―もっとキレイに健康に―
身近な素材で薬膳クッキング
2004年10月30日　第1刷発行

編　者　ホームメイド協会
発行者　三浦　信夫
発行所　株式会社　素朴社
　　　　〒150-0002　東京都渋谷区渋谷1-20-24
　　　　電話:03(3407)9688　　FAX:03(3409)1286
　　　　振替　00150-2-52889
印刷・製本　モリモト印刷株式会社

ISBN 4-915513-85-8 C2377　価格はカバーに表示してあります。

素朴社の本

地図絵本 日本の食べもの

素朴社編
絵／吉岡　顕

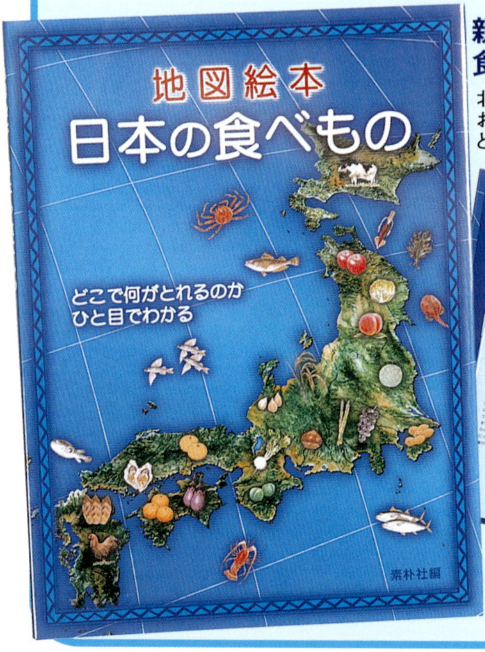

親子で楽しく学べ、調べ学習にも最適!!
食育に役立つ一冊として大好評です。

北海道から沖縄まで、すべての都道府県の
おもな農産物や水産物を地図上にカラーイラストで表示。
どこで何がとれるか、ひと目でわかります。

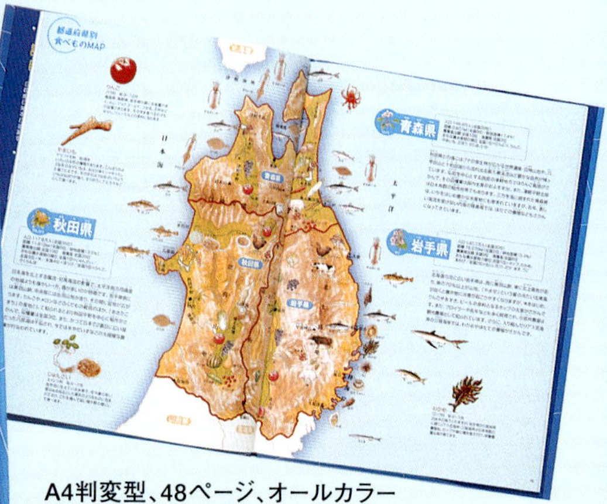

A4判変型、48ページ、オールカラー
定価：2,100円（税込）

絵本
どんぐりの食べ方
―森の恵みのごちそう―

井上貴文／著　むかいながまさ／絵

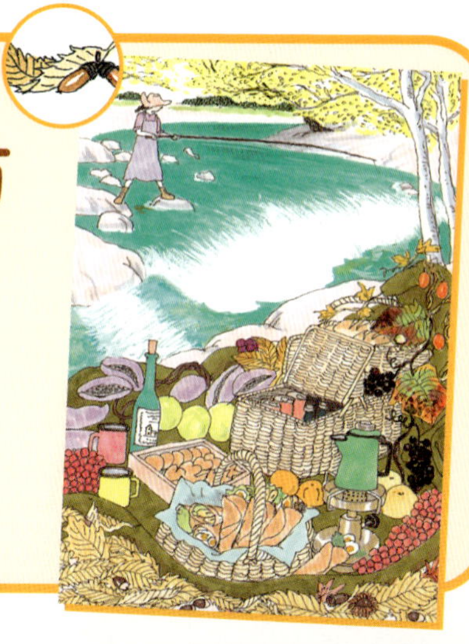

広葉樹の木の実「どんぐり」の食べ方を楽しい
イラストで紹介したレシピ絵本。料理への応用や
どんぐりクッキー、クレープなどの作り方を
わかりやすく解説しています。

B5判変型、32ページ、オールカラー
定価：1,365円（税込）